眼部疾病预防与保健

主编 崔妤

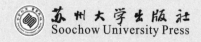

苏州大学出版社
Soochow University Press

图书在版编目(CIP)数据

眼部疾病预防与保健/崔妤主编. --苏州：苏州大学出版社, 2024.12. -- ISBN 978-7-5672-4288-3

Ⅰ．R77

中国国家版本馆 CIP 数据核字第 2025CB5398 号

| 书　　名：眼部疾病预防与保健
| YANBU JIBING YUFANG YU BAOJIAN
| 主　　编：崔　妤
| 责任编辑：王晓磊
| 装帧设计：吴　钰
| 出版发行：苏州大学出版社(Soochow University Press)
| 社　　址：苏州市十梓街1号　邮编：215006
| 印　　装：镇江文苑制版印刷有限责任公司
| 网　　址：www.sudapress.com
| 邮　　箱：sdcbs@suda.edu.cn
| 邮购热线：0512-67480030
| 销售热线：0512-67481020
| 开　　本：700 mm×1 000 mm　1/16　印张：8.5　字数：135 千
| 版　　次：2024 年 12 月第 1 版
| 印　　次：2024 年 12 月第 1 次印刷
| 书　　号：ISBN 978-7-5672-4288-3
| 定　　价：35.00 元

凡购本社图书发现印装错误，请与本社联系调换。服务热线：0512-67481020

《眼部疾病预防与保健》编写组

主　编　崔　妤
副主编　邢潇英　顾丽萍　曹志杰
编　者　党黎君　王　虹　陈志平　陈　娟
　　　　陆勤义　李丰奇　刘枫婷　寇洒洒
　　　　刘　岩　於　琦　蔡　忆　吴德英
　　　　李红梅　梅映雪　房　娇　周玉洁
　　　　刘　佳　李　宁　吕　磊　夏沙沙
　　　　吴淑筠　罗　婷　申　敏　刘敬一
　　　　葛　欣

序

眼睛，作为我们与世界沟通的桥梁，承载着我们的梦想和希望。因此，保持眼睛健康至关重要。《眼部疾病预防与保健》这本书深入探讨眼部疾病的预防与保健的重要性，以及如何通过科学方法和日常努力来保护我们的视力。本书从多个角度介绍眼部疾病预防与保健方法，包括科学用眼习惯、合理饮食搭配、定期眼部检查等。同时，本书也将探讨一些新兴的眼病治疗方法和技术。

本书的目的在于传播眼科学知识，提高公众在眼部疾病预防与保健方面的素养，使人们了解并掌握眼部疾病的科学概念、保护眼睛的科学方法，以科学思想和科学精神应对眼部疾病及正常眼部老化。

本书在编写过程中，得到众多眼科专家和学者的支持和指导。书中内容主要来自临床医务人员的日常积累，他们的专业知识和丰富经验为本书的内容提供了有力保障。人们可以从医生的角度了解生活中眼睛出现的哪些情况需要争分夺秒及时就医，哪些情况下自救比去医院更重要，还有哪些情况只能"安之若素"。该书选取大量群众关心的热点问题，贴近生活，还原生活，在寓教于乐中传递科学知识、科学方法，从而提高读者的眼保健意识。

希望本书能激发人们对眼科学的兴趣和好奇心，促进眼科学认知的普及和发展。当人们对眼科学产生兴趣时，便会更加关注眼科学相关科技动态，积极参与爱眼活动，从而推动眼科学保健事业发展，减少因眼疾而引

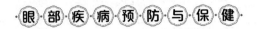

发的致盲、致残、致贫。

  总之,本书对于提高公众的科学素养、促进眼科学相关技术的普及和发展都具有重要意义。希望本书能够成为广大读者了解眼部疾病预防与保健知识的良师益友,为大家的视力健康保驾护航。

苏州市眼视光医院党支部书记、院长 曹卫礼

2024 年 8 月 12 日于鹤山书院

前　言

眼睛作为我们感知世界的重要窗口，其健康与否直接关系到我们的生活质量。因此，了解眼部疾病的预防与保健知识，对于我们每个人都至关重要。

在探讨眼部疾病预防与保健的过程中，我们首先要认识到眼睛健康的重要性。一双健康的眼睛不仅能够帮助我们清晰地看到周围的世界，还能让我们感受到美丽的色彩和光线的变化。然而，随着现代生活节奏的加快，各种眼部疾病也逐渐浮现，如近视、远视、青光眼、白内障等。这些眼部疾病不仅会影响我们的视力，还可能对我们的生活和工作造成诸多不便。因此，我们需要从多个方面入手，做好眼部疾病的预防与保健工作。

首先，保持良好的生活习惯是预防眼病的关键。我们应该注意保持充足的睡眠，避免熬夜和长时间使用电子产品。同时，合理的饮食也是非常重要的，我们应该多摄入富含维生素和矿物质的食物，如胡萝卜、菠菜、蓝莓等，这些食物有助于保护我们的眼睛。

其次，定期进行眼部检查也是非常重要的。通过专业的眼部检查，我们可以及时发现并治疗各种眼部疾病。特别是对年龄较大的人群和长期使用电子产品的人群来说，更应该定期进行眼部检查。

此外，我们还需要注意保护眼睛免受外伤。在进行运动或户外活动时，我们应该佩戴护目镜或安全帽等防护设备，以免眼睛受到意外伤害。

总之，眼部疾病预防与保健是一项长期而艰巨的任务。我们需要从多个方面入手，通过保持良好的生活习惯、定期进行眼部检查及保护眼睛免受外伤等方式来维护我们的眼睛健康。只有这样，我们才能拥有一个清晰明亮的视界,从而去感知这个美丽的世界。

  本书的编写、成稿、出版,得到了各院领导的支持和帮助。另外,本书参与创作的人员来自医院眼病、视光、护理、特检、医辅、药房等各部门,他们以丰富的专业知识、饱满的热情成就了这本书的出版,在此一并表达感激之情,谢谢他们一直以来的帮助和陪伴。

主编

2024 年 8 月于苏州市眼视光医院

目　录

➡ 第一章　近视防控　/ 1

近视的发病机制是什么？　/ 2
如何科学防控近视？　/ 3
单眼近视需要戴眼镜吗？　/ 4
居家如何预防近视？　/ 4
电脑验光到底有什么作用？　/ 6
定期检查视力真的很重要吗？　/ 7
散瞳验光会伤害眼睛吗？　/ 7
儿童验光必须进行散瞳吗？　/ 8
"视"不宜迟，开学你带孩子检查眼睛了吗？　/ 8
什么是眼轴，它与近视有什么关系？　/ 9
孩子的异常用眼行为，你读懂了吗？　/ 10
发现孩子近视，要不要立即进行矫正？　/ 11
戴眼镜会增加视疲劳吗？　/ 12
高度近视的危害有哪些？　/ 12
到底是"闪光"还是"散光"？　/ 13

➡ 第二章　远离眼外伤　/ 15

什么是角膜？角膜内异物取出后该怎么办？　/ 16
游泳、玩水时可以戴隐形眼镜吗？　/ 17
如何应对消毒剂进入眼睛可能带来的危害？　/ 18

角膜异物是什么？发生时该怎么办？ / 19
角膜上皮糜烂是什么？如何治疗及预防？ / 20
化学制剂不小心溅入眼睛该怎么办？ / 21
紫外线可以消毒，但要防止其对眼睛的伤害！ / 22
板栗刺刺伤眼睛怎么办？ / 23

第三章 老年人眼病预防与治疗 / 25

什么样的人更容易老花？ / 26
老花眼时如何让远近风景都看得清？ / 26
白内障手术也可治疗青光眼吗？ / 27
白内障高发人群有哪些？ / 28
什么是老年性黄斑变性？ / 29
白内障术后还会复发吗？ / 29
白内障术后如何居家护理？ / 30
如何有效预防白内障？ / 31
白内障手术人工晶状体这么多，应该怎样选择？ / 32
白内障"熟了"再治？ / 33

第四章 弱视与斜视 / 35

弱视不及时治疗会造成哪些危害？ / 36
弱视需要戴眼镜吗？ / 37
孩子弱视治愈后为何视力又变差？ / 38
弱视治好了，还需要戴眼镜吗？ / 38
斜视手术治疗后为什么又复发？ / 39
高度远视还会引起"斗鸡眼"？ / 40

第五章 眼部美容与保健 / 41

眼睛也要防晒吗？ / 42
光子嫩肤可以治疗干眼症吗？ / 44

接睫毛会引发结膜炎吗？／45

眼睛上也会长"痘"吗？／46

你的眼睛有倒睫的困扰吗？／46

经常化妆，特别是化眼妆，对眼睛有影响吗？／47

睁眼困难也是病吗？／48

烈日炎炎，要给孩子戴太阳镜吗？／49

隐形眼镜应该怎样选择？／51

医用美容片可以让眼睛变美吗？／52

眼部美容整形有哪些认识误区？／53

彩色隐形眼镜应该怎么选？／54

第六章 眼病早发现 ／55

日常生活中如何保护眼睛？／56

眼睛也会过敏吗？／57

泪道也会阻塞吗？／58

眼睛长了"余肉"会影响看东西吗？／59

成年后近视度数为什么还会增加？／60

春季常见的眼部疾病有哪些？／61

夏季天气闷热，谨防青光眼发作！／62

秋季眼部疾病多发，哪些情况要多注意？／62

儿童会患白内障吗？／63

眼睛会有裂孔吗？／64

眼睛内竟然长结石？／65

急性结膜炎会传染吗？该如何预防？／66

孩子频繁眨眼怎么办？／66

眼内也能打针吗？／68

常用的眼内注射药物有哪些？／68

手机怎样用才会降低其对视力的损害？／69

眼内硅油多长时间取出合适？／69

为什么高度近视合并青光眼容易被忽视？ / 70

眼睛也会中风吗？ / 71

你会滴眼药水吗？ / 72

乱用眼药水，竟患上青光眼？ / 73

眼药水打开半年后还能用吗？ / 74

眼睛内也会有螨虫吗？ / 75

如何预防螨虫感染？ / 75

定期眼部检查，谨防青光眼！ / 76

年轻人也会患上飞蚊症？ / 77

什么是眼压？ / 78

正常眼压就绝对安全吗？ / 78

眼前出现固定幕布样遮挡，是视网膜脱离吗？ / 79

如何预防糖尿病性视网膜病变？ / 80

➡ 第七章 角膜塑形镜 / 81

哪些孩子适合验配角膜塑形镜呢？ / 82

角膜塑形镜、硬性角膜接触镜有何不同？ / 82

孩子8岁时近视，需不需要配角膜塑形镜？ / 84

角膜塑形镜为什么要试戴？ / 84

角膜塑形镜换框架眼镜后出现头晕怎么办？ / 85

孩子得了流感还能佩戴角膜塑形镜吗？ / 86

你的角膜塑形镜该更换了吗？ / 87

佩戴角膜塑形镜为什么要定期复查？ / 88

角膜塑形镜容易碎吗？ / 89

角膜塑形镜易碎，跟温度有关吗？ / 90

角膜塑形镜日常护理要点有哪些？ / 90

角膜塑形镜也有保质期吗？ / 91

➡ 第八章 框架眼镜如何选 / 93

戴眼镜会导致眼睛变形吗？ / 94

如何正确保养眼镜？ / 94

眼镜也有"寿命"，你的眼镜多久换一次？ / 95

框架眼镜也能控制近视度数吗？ / 96

儿童眼镜片该如何选择？ / 97

如何选择合适的镜框？ / 98

你的镜片防雾吗？ / 100

有没有抗疲劳镜片？ / 101

什么是双眼视异常？ / 102

眼镜盒内的镜布到底是用来做什么的？ / 102

➤ 第九章　干眼症知多少 / 105

干眼症是一种什么病？ / 106

年纪轻轻为什么会患上干眼症？ / 107

干眼症患者为什么会一直流泪？ / 108

什么是视频终端综合征？ / 108

什么是睑板腺？为什么睑板腺会萎缩？ / 109

睑板腺萎缩后如何护理？ / 110

➤ 第十章　中医护眼有妙招 / 113

中医眼科对日常护眼缓解疲劳有哪些建议？ / 114

中医耳穴压豆可以防控近视吗？ / 115

中医眼科针刺可以治疗哪些疾病？ / 115

中医如何预防眼疾？ / 116

➤ 第十一章　近视手术 / 119

近视激光手术是否安全？有无后遗症？ / 120

近视激光手术术后有哪些注意事项？ / 121

近视激光手术会痛吗？ / 122

第一章

近视防控

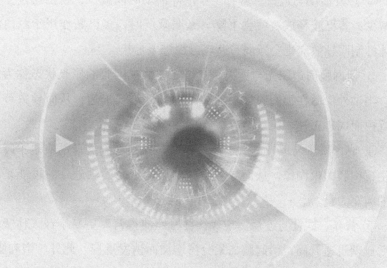

近视的发病机制是什么?

通常认为,近视是多因素作用的结果,与环境和遗传等因素有关。环境因素对近视发生、发展有着非常显著的作用。

① 近距离用眼与近视。近距离阅读或书写、看电子产品屏幕较多的人群近视患病率显著高于近距离用眼少的人群。一方面,近距离用眼时人眼易疲劳(调节滞后量大),从而导致近视发展;另一方面,持续性近距离工作后,看远时眼睛不能完全放松,远点移近也会导致暂时性近视。

② 户外活动与近视。若青少年户外活动时间减少,视网膜接受光照就会减少,多巴胺释放量就会下降。光照减弱时,多巴胺作用于眼内多巴胺受体抑制眼轴效应也会减弱,所以近视进展加快。

③ 视网膜周边屈光与近视。黄斑之外的视网膜的屈光状态称为周边屈光。当轴外像落在视网膜之后时,眼球局部增长加速,从而导致黄斑中心凹近视而周边正视。

④ 成像质量与近视。由于像差存在,人眼看到物像的质量下降。像差产生视网膜的模糊像,从而导致近视,周边视野的轴外像差可能是近视发展的前驱力量。

⑤ 营养、饮食与近视。现代饮食习惯使得营养更易于被人体吸收,摄食后血糖迅速升高,引起胰岛素分泌增加而诱发近视。此外,饱和脂肪酸、胆固醇与眼轴增长有一定关系。血液中的维生素D及一些微量元素(如锌),在防止近视眼眼轴增长方面有一定作用。

通常认为,遗传因素在高度近视发病中起到主要作用,而中低度的近视环境因素占主导作用。

到目前为止,近视的发生机制仍然不能完全被解释。近视的发生可能是环境和遗传因素综合作用的结果,但环境因素对近视发生发展有着非常显著的作用，了解了近视的发病机制，我们就可以很好地从以上几点着手进行近视防控了。

如何科学防控近视？

小朋友们须提高户外活动的时间，阳光下的户外活动能够预防近视，延缓近视的发展速度！

许多家长会有疑问，不待在家里是不是就算户外了？在室内场馆打羽毛球、乒乓球，或者在游泳馆游泳算不算户外运动？

其实，户外运动重点在于阳光的照射，最好选择视野开阔的地方，而不是局限在小场地内。

研究认为，阳光可以刺激多巴胺的分泌，眼底视网膜受光照刺激后会释放更多的多巴胺，而多巴胺作为重要的神经递质可以抑制眼轴长度的增加，从而保护视力，尤其是对未发生近视的孩子来说效果更好。

临床中，有很多临界近视期的儿童通过及时足量的阳光下户外活动很好地控制了眼轴长度的增加，延缓了近视的发生、发展。

眼科专家认为，每天 2 小时、每周 14 小时的户外活动对预防儿童近视很有必要，且间断户外活动比持续户外活动对近视防控的效果更好。所以在即将开学的时候，家长们也要记得带小朋友们走出家门，沐浴阳光。

单眼近视需要戴眼镜吗？

很多家长认为，单眼近视不影响孩子用眼学习，从而掉以轻心，常常选择等到另一只眼睛也看不清时再配眼镜，这是一个错误的观点！

单眼近视很多时候好像确实不影响孩子上课时看黑板，但在这种用眼状态下，一是孩子已经近视的这只眼睛的近视度数增长会十分快速；二是双眼不同步使用，孩子的视功能会变差，缺乏立体视。

医生建议，近视后需要结合孩子近视的类型、具体的近视度数、孩子的年龄、用眼情况、家族史等众多因素进行综合分析，给孩子制定适合的近视防控方案，从而预防或降低高度近视的发生，这才是近视防控的重要意义！

居家如何预防近视？

当下，近视越来越低龄化，我们总说近视防控，其实近视最主要的就是"防"，防不住了才会考虑"控"。

近视度数在600度以上属于高度近视，高度近视具有一定的遗传性，如果父母都是高度近视，那孩子近视的概率就大。但是父母没有近视是不是就意味着孩子一定不会近视呢？很遗憾，不一定！

目前研究表明，导致孩子近视的主要原因是环境因素。

① 户外活动不足。阳光照射能够促使大脑分泌多巴胺，从而延缓近视的发展。但在医生门诊工作中了解到，现在很多孩子户外活动其实很少。

② 不良用眼习惯。家长们口中的"很注意用眼了"是真的很注意吗？很多家长都认为不玩手机、不玩平板电脑、不看电视就是"注意用眼"了，其实近距离用眼过多也会导致近视发生的概率增加。现在很多家长倾向于给孩子多报兴趣班（画画班、钢琴班、书法班、围棋班等），兴趣爱好的培养是一方面，但一定要注意避免长时间近距离用眼，可以每学习20分钟后远眺，让眼睛放松一会。

③ 昼夜节律不规律。正常的昼夜节律对眼睛的正常发育非常必要，所以儿童时期，晚上睡觉不建议开夜灯。孩子在生长发育期要确保充足的睡眠，每天睡眠时间最好在8～10小时。

环境因素还包括很多，如照明和采光不良、读写姿势不良等。

那么，如何做到更好地"防"呢？

现在把预防近视的四大"法宝"传递给家长朋友们。

第一大"法宝"：沐浴阳光。

第二大"法宝"：保持良好的用眼习惯，弹性用眼。牢记读书写字三个"一"（眼离书本一尺，手离笔尖一寸，胸离桌边一拳）；认真做眼保健操，定期检查视力；读书、写字、使用电子产品后要远眺，放松双眼，尽量避免过早使用电子产品。

第三大"法宝"：进行双眼视觉功能训练，锻炼双眼。但要注意，视觉功能训练要在医生的指导下进行，不能盲目训练。

第四大"法宝"：均衡饮食，避免过多摄入甜食。有研究显示，过多摄入糖，易诱发近视。

最后，建立屈光档案，可以在孩子3周岁后定期来医院检查远视储备量，监测眼轴，及时了解孩子眼睛屈光的变化，做好科学防控！

电脑验光到底有什么作用？

在眼睛验光时，医生会通过专业仪器检查先获得一个初始的数据，这个过程专业上叫电脑验光，然后再根据这个数据做精确验光。配镜处方与电脑验光的结果会有不同，因为被检查者的配合度和眼睛调节力等因素都会影响电脑验光的结果。因此，电脑验光一般用来快速筛查或者做预检，给医生精确验光提供一个大概的范围。

在幼儿园做视力筛查时，没有精确检查的条件，医护人员会根据电脑验光的数据和孩子的视力、年龄等综合情况做出整体初步判断，如果异常，则建议孩子到医院做进一步的检查。

电脑验光能够快速筛查出视力有严重问题或存在明显近视、远视、散光的孩子，但是容易漏诊处于近视边缘的孩子。因此，有些家长说孩子每年体检视力都没异常，突然就近视200度了，其实这只是没有及时发现问题的苗头，要知道所有的近视都是"有备而来"的。

因此，想要准确地知道孩子的视力情况，光靠电脑验光是不够的。我们可以用更多的方法，如检影验光，眼轴、角膜地形图的测量等去评估和测量孩子的度数和屈光的发展变化等。视力正常的孩子，建议半年或一年进行定期检查，是否需要进行散瞳或做其他检查，须听从医生的建议。视力异常的孩子，则要加大复查的频率，根据每次检查的结果调整复查时间。

定期检查视力真的很重要吗?

无论是儿童还是成人,都要定期检查视力。儿童一般每隔 6 个月复查一次,学龄前儿童最好每 3 个月就复查一次,成人每年定期复查 1 次,以便及时了解视力的发展情况,尽早发现是否有屈光度变化的可能,及时跟进治疗或更换更为合适的眼镜。

近视防控的方法不仅仅是戴框架眼镜,目前其他方法也有很多,比较常用的如白天佩戴的软性隐形眼镜,夜里佩戴的硬性隐形眼镜(角膜塑形镜)等。

已经出现近视的孩子一定要定期复诊,处于发育期的孩子眼睛近视度数增加相对更快。一些处于青春期的青少年不愿接受也不愿承认自己近视,即使本人觉得能看清楚,也需要定期去医院复诊,及时检查,及时干预。

散瞳验光会伤害眼睛吗?

散瞳验光是通过药物来麻痹睫状肌,以此放松肌肉调节,获得孩子准确验光结果的一种检查方法。在药物作用期间,孩子会出现畏光、视近物不清的情况,可能会影响近距离阅读。不同的散瞳药物,作用时间也不相同。常规的快速散瞳,视力一般 4~6 小时可恢复正常;而慢速散瞳则需要 7~12 天。

散瞳验光对眼睛没有伤害!家长们不必为孩子进行散瞳验光感到担心。但需要注意的是,散瞳验光应在医生的指导下进行。不同的年龄,眼睛调

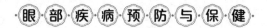

节力是不一样的,年龄越小,眼睛调节力越强,调节作用对验光造成的影响就越大。在验光过程中,眼睛调节会导致孩子近视的度数测量偏高,远视的度数测量偏低,对验光的结果造成干扰。简单来说,散瞳验光就是为了查出孩子真实的屈光度数,在此基础上给孩子制定更合适的防控方案。

儿童验光必须进行散瞳吗?

所有孩子都需要进行散瞳验光吗?答案是否定的,是否需要进行散瞳验光应经过医生的检查评估来决定。一般情况下,首次屈光检查结果异常,眼位异常(主要为内斜)及远视、弱视、矫正视力异常、调节功能异常等的孩子建议散瞳验光。

"视"不宜迟,开学你带孩子检查眼睛了吗?

测量视力不等同于屈光检查,它只是屈光检查内容的一部分。测视力无法预测孩子的屈光发展走向,以及是否有近视的趋势,但是屈光检查可以!

相信大家对"远视储备"这个词已经不太陌生了。一般来说,孩子在出生时,眼睛的度数表现为远视的状态,这种远视度数会随着年龄增长、用眼时间增长等因素,逐渐下降。屈光检查时,医生通过测量远视储备下降的速度、眼轴增长的快慢等数据来评估孩子是否有近视的趋势,从而做到及时发现、及时干预。而单纯的视力检查无法评估这样的趋势,当检测出来视力下降时孩子往往已经近视了!

另外,体检时的视力检测可能会存在一定的误差,比如1.0的视力是

第一章　近视防控

清晰看到还是眯眼看到，有没有偷看，这些情况都会影响到检查结果。学校检查仅为初步筛查，并不能了解孩子眼睛的具体情况。

所以，有部分家长问："学校每学期会组织学生体检测视力，我还有必要来医院检查吗？"答案是："有必要！"

其实，孩子们很多时候是用能不能看清黑板上老师写的字来评估自己的眼睛度数有没有增长的。这样的视力评估受很多因素的影响，比如座位是否靠前、黑板上的字体是大是小、孩子是否会通过眯眼视物等。因此，这样的视力评估其实没有很大的参考意义。等到孩子自己发觉视物模糊时，往往近视度数已经增加得比较多了！

最后，在这里提醒大家，"视"不宜迟，记得定期带孩子检查眼睛哦！

什么是眼轴，它与近视有什么关系？

眼轴是近视防控中很重要的一项检查指标，那么，眼轴到底是什么呢？它与近视又有什么关系？

眼轴是什么？我们常用眼轴变化来表示眼睛大小的变化。通俗而言，眼轴就是眼球从前到后的长度。眼轴每增加1毫米，眼睛度数负向增长200～300度。目前儿童近视大多是由于眼轴增长造成的轴性近视，只有小部分是由于屈光间质的异常造成的。眼轴增长后是没办法再变短的。因此，如果孩子已经确诊了近视，在目前的医疗技术条件下是不可逆的，所以我们一定要采取科学的方法去延缓近视发展，做好近视防控。

眼轴与近视有什么关系？眼轴是判断近视发生风险的一个非常重要的指标，一般认为，近视患者眼轴普遍较长，但是需要注意的是，眼轴长的患者并不一定近视，而近视患者的眼轴也不一定都长。因为与近视相关的指标并不只有眼轴一个因素，需要结合角膜和晶状体曲率一起综合判断。眼轴一定时，角膜和晶状体曲率越大，光线的折射角度越大，物体在眼底的成像就越靠前,越容易出现近视。同样,当角膜和晶状体曲率一定时,眼轴越长,成像就相对越靠前,越容易出现近视。

测量眼轴的意义是什么?有些家长认为,只要自己的孩子不近视,就可以只测量屈光度不测眼轴。这其实是不对的。相对于屈光度,眼轴的测量更加精确,一般医生会通过自身对照、眼轴的增长速度来综合判断近视发生的风险,所以需要孩子阶段性做眼轴检查。因此,测量眼轴更重要的是对近视发展情况进行预测,即使是正视或轻度远视的儿童,当眼轴增长过快时,仍然需要进行干预,避免未来发展成为近视。

为什么有的人两眼眼轴不一样长呢?眼轴长度差异可能的原因包括两眼眼轴发展的速度不一致,比如孩子的用眼姿势不好,读写习惯不佳,可能会造成两只眼睛屈光发展不平衡,两眼远视储备有差异。

由于个体之间的差异,如何根据眼轴变化进行相应处理,最重要的是遵医嘱并定期进行复查。

孩子的异常用眼行为,你读懂了吗?

有很多孩子因为年幼,不能明确地和家长表达自己的视力异常。很多时候,孩子们已经用自己的方式来告诉家长——"我的眼睛不太好了!"家长要学会读懂孩子的表达。当孩子出现以下用眼行为时,家长们一定要注意。

① 眯眼、皱眉、歪头看东西;
② 看东西喜欢凑得很近;
③ 频繁眨眼、揉眼睛;
④ 手眼协调性差等。

在这里提醒大家,当孩子们出现这些异常的用眼行为时,要及时带孩子去医院进行检查,及时处理,避免更严重的问题发生。

发现孩子近视，要不要立即进行矫正？

随着现代生活环境的变化、学校课业压力的增重、电子产品的普及和其应用范围越来越广，青少年近视的发病率越来越高，发病年龄越来越低龄化。

近视防控的措施包括光学矫正（如角膜塑形用硬性透气接触镜、框架眼镜等）、药理学控制（如低浓度阿托品）等。一般来说，大部分家长会选择给孩子佩戴框架眼镜来矫正孩子近视。那么，究竟什么时候需要进行视力矫正呢？

近视的成因是由于角膜或晶状体前表面弯曲程度过强、眼轴变长，使得原本应该聚焦在视网膜上的像，聚焦在了视网膜之前。这个形成的过程如同孩子身体发育一样，整体是个不可逆转的过程。因此诊断为近视后，应及时进行有效的干预和光学矫正以控制近视度数过快增长。

临床上散瞳验光为诊断近视的"金标准"。在经过医生检查评估后，符合散瞳适应证的可进行散瞳验光，散瞳后眼睛可能会出现短期的畏光、视物不清楚，药效过后可自行消失，对眼睛不会产生损伤。

根据专家经验与临床观察，在医疗机构进行专业的医学验光后，对已确诊近视且有症状的学龄儿童，任何度数均需矫正，若不及时矫正，眼睛需要动用更多的调节力去看清事物，长此以往度数反而会增长得更快，若近视进展较快或存在近视进展高风险因素，还应制定一定的近视防控措施及方案，控制近视的发展。

家长应有意识地关注孩子用眼，若观察到孩子有歪头视物、频繁眯眼、皱眉、挤眼等症状，须及时到正规眼科医疗机构进行检查。通过及时、适宜的近视防控或干预，可进一步推迟近视低龄化，控制近视进展速度，减少高度近视及其相关并发症带来的一系列不可逆转的视觉功能损害。

戴眼镜会增加视疲劳吗？

当双眼的球镜度数相差 250 度或柱镜度数相差 100 度时，我们称为屈光参差。我们的双眼之间每 25 度的差异就会产生视网膜物像 0.5% 像差的改变，而我们的大脑能接受的双眼差异一般不超过 5%，如果双眼差异较大，我们的眼睛需要"很努力"才能让双眼看到的两个像变成一个像。如此一来，长时间的用眼就会导致视疲劳加重，甚至看物体会逐渐模糊。所以屈光参差患者易出现视疲劳、复视等症状。

针对这种情况，可以牺牲较高度数眼睛的矫正视力，缩小两眼度数差距，或者进行屈光手术。在条件允许的情况下，屈光参差的患者可优先考虑隐形眼镜，如散光软镜、角膜塑形镜等，因为隐形眼镜不改变视物时的物像大小，有利于形成较好的双眼视觉。

高度近视的危害有哪些？

高度近视是指近视度数≥600 度（-6.00D）的屈光不正状态。高度近视分为单纯性高度近视和病理性高度近视。

单纯性高度近视的近视度数≥600 度（-6.00D），成年后近视度数趋于稳定，不伴有导致视觉损害的眼底病变，最佳矫正视力一般正常或接近正常。病理性高度近视的近视度数≥600 度（-6.00D），成年后近视度数仍不断增加，伴有导致视觉损害的眼底病变及其他致盲性眼病，最佳矫正视力低于正常。

第一章 近视防控

近视度数高或度数持续增加，眼轴过度延长拉伸，可能引起黄斑部结构损伤，导致视力无法矫正至正常。当视网膜变薄后，会引起周边视网膜的变性及裂孔。

同时，高度近视会伴有玻璃体的退变和液化，液化的玻璃体会顺着裂孔进入到视网膜下，造成视网膜的脱离。如果不及时控制，可能会造成视力永久性的下降。玻璃体液化后还会出现眼前有黑影飘动的症状。另外，高度近视会导致玻璃体后脱离，玻璃体后脱离后也会出现眼前有黑影飘动的症状。

高度近视有一定的遗传倾向。因此，如果父母有高度近视，孩子则从小就需要注意保护眼睛，养成良好的用眼习惯。高度近视还会增加青光眼、白内障的患病风险，影响容貌，危害青少年身心健康。

因此，对于高度近视的患者，每年应进行眼科详细检查，主要包括视力、眼压、视野，以及眼底视网膜相关检查等。

到底是"闪光"还是"散光"？

很多患者及其家属一听到散光，脑海里立马就会浮出很多个问号：散光就是近视吗？我家孩子为啥会散光，是遗传的吗？我看公交车能把85路车看成53路车，这就是散光吗？散光怎么矫正，能激光矫正吗？

首先，我们需要知道到底什么是散光？散光是一种十分常见的屈光不正性眼病，即眼球在不同子午线（子午线是指环绕眼球前后极方向的弧形连线）上屈光力不同，平行光线经过眼屈光系统折射后在视网膜上形成两条焦线和最小弥散圆的屈光状态。通俗点来说，即光线不能聚焦在同一焦点，从而在视网膜上形成了一个模糊变形的像。

为什么会散光？散光不是近视，但是两者有相似的地方。散光有一定的遗传倾向，父母中任意一方患有散光的儿童比父母双方均无散光的儿童散光检出率高。后天性散光常由角膜疾病、外伤、眼睑肿物、手术等因素引起，另外还有不良用眼习惯等因素，如常揉眼、眯眼等。眼外肌张力和眼睑压力均可影响角膜形态，也可引起散光。角膜炎、圆锥角膜等疾病因改变了角膜或晶状体的曲率变化从而导致散光。

散光有哪些表现？散光可以表现为视力模糊，但这也与散光的程度和方式密切相关。轻度散光者视力或许正常，但在看某一距离的物体时可能出现头痛、视疲劳和视力模糊。有严重散光的人会出现视物不清或扭曲，看远看近都不是很清楚。由于散光后物体在视网膜上的成像是模糊的，眼睛本能地会进行调节，不停地调节会造成眼睛非常的疲劳。最常见的表现为眼痛、头痛、视物有重影，并且视物可能发生扭曲。儿童时期，单纯散光视力轻度不佳和复性散光尤其是显著性的混合散光，对视力损害较严重，且因矫正不良易形成弱视。部分高度散光患者，有时改变头位或者眯着眼睛会看得清楚，因此时间久了就会形成不正常的头位及习惯性眯眼。

如何应对散光？首先，需要到正规医院进行医学验光及裂隙灯、角膜地形图等检查，确定散光的类型，以及判断是否需要进行屈光矫正。其次，高度散光在儿童中比较常见，家长在发现孩子经常歪着头看东西时，应尽早到正规医院做检查。因为高度散光会引起儿童弱视，弱视需要及早发现，及早治疗，八岁以后治疗效果会大打折扣。

散光的治疗方法主要有以下几点。

① 框架眼镜。最常见的也是最安全、经济、方便的矫正方式，比较适合青少年。

② 角膜接触镜。角膜接触镜又称隐形眼镜，分为软镜和硬镜，视个人情况而选择。

③ 手术治疗。手术治疗包括角膜激光手术、角膜缘松解切口术、散光矫正型人工晶状体植入术。

第二章

远离眼外伤

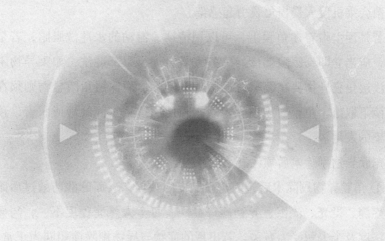

什么是角膜？角膜内异物取出后该怎么办？

角膜是我们眼球最外层的球壁，也就是"黑眼珠"前面的透明组织，因其透明所以肉眼下见其廓不见其形。它是机体神经末梢分布密度最高的组织之一，因而角膜敏感度极高，即便一个很小的异物嵌到角膜上，都会出现疼痛、流泪等症状。

那当有东西进入眼睛附着在角膜上时，应该怎么办呢？首先，忌揉眼，忌用指甲或手帕、纸巾等试图擦掉异物，这些方法都是错误的，而且极其危险。如揉眼，异物可擦伤角膜或使异物嵌入更深；指甲、手帕、纸巾上的细菌会乘机侵入受损角膜引起感染。

若是浮尘附着在角膜上，可以用清洁、流动的水冲洗眼睛；若是较大异物，应当立即到医院就诊。医务人员会进行眼部冲洗，如果异物不能冲掉，浅层角膜异物要在裂隙灯显微镜下剔除，而深层角膜异物则须在手术显微镜下取出。角膜异物剔除术后，须使用抗生素滴眼液或眼膏，预防角膜感染的发生。

角膜异物剔除术后须注意下面几点。

① 角膜异物剔除术后，因角膜上皮的缺损，表面麻醉药效过后眼部会出现疼痛、畏光、流泪、异物感等症状。每个人疼痛程度不一，与异物大小、深度及个人耐受力有关。若出现的症状与异物剔除前相同为正常现象；若疼痛剧烈难以忍受，有热泪流出，眼部出现大量黄色分泌物，应立即返院复诊。

② 注意眼部卫生，保持眼部干燥、清洁，手术当日洗澡时防止污水溅入眼内引起角膜感染。

③ 术后出现异物感，切勿用手揉搓眼睛，以防损伤加重。

④ 瞳孔区或更深处有异物，术后避免用力咳嗽、打喷嚏，防止由于眼

内压增高引起角膜穿孔。

⑤ 术后多闭双眼休息,以利于伤口修复及减轻疼痛。

⑥ 术后须按医嘱使用滴眼液及眼膏,避免感染,同时促进角膜上皮修复,促进角膜伤口愈合。遵医嘱复查,如病情有变化,随时就诊。

游泳、玩水时可以戴隐形眼镜吗?

我们常说的隐形眼镜,根据材质可分为软性隐形眼镜和硬性隐形眼镜。

软性隐形眼镜通常白天佩戴,如果游泳时佩戴,水中的各种细菌和微生物很可能会附着在镜片上,从而增加眼部感染的风险。如果水流冲入眼球,隐形眼镜还有可能偏位、脱落或者划伤角膜,所以建议大家在游泳时最好不要佩戴隐形眼镜。如果确实有需求,可以选择佩戴有度数的泳镜。

硬性隐形眼镜有白天佩戴的硬性透氧性角膜接触镜(RGP 镜)和夜间佩戴的角膜塑形镜(OK 镜)。

佩戴 RGP 镜游泳的风险和软性隐形眼镜类似,但由于 RGP 镜直径更小,在游泳过程中偏位、脱落的概率更大,因此更不建议游泳时佩戴。夜间须佩戴角膜塑形镜的孩子在白天游泳或玩水结束上岸后,如果眼睛出现轻微过敏反应,可在医生指导下使用抗过敏、抗炎的眼药水。

总的来说,不建议大家在游泳时佩戴隐形眼镜。如在游泳、玩水后出现眼红、眼痛、异物感等症状,需要立即停止佩戴任何类型的隐形眼镜,及时就医。

如何应对消毒剂进入眼睛可能带来的危害？

我们在日常生活中经常使用各种消毒剂，如漂白剂、75%医用酒精等，以保持我们的环境清洁和卫生。然而，当这些消毒剂意外进入我们的眼睛时，可能造成眼部化学灼伤，从而导致严重的伤害。

当消毒剂不慎溅入眼睛时，可能会引起眼睛刺痛、眼睑红肿、泪水增多等症状。这时候，我们应该立即采取以下措施。

① 立即用清水冲洗眼睛。先用清水冲洗干净手上残留的消毒剂，接着再用流动的清水或生理盐水冲洗受伤的眼睛，用大量水流冲洗，确保将消毒剂冲洗干净。冲洗时间至少10分钟。

② 不要揉搓眼睛。当消毒剂进入眼睛时，眼睛可能会有疼痛、异物感、畏光等不适，这是由于消毒剂具有腐蚀性，对角膜上皮、眼睑皮肤等部位造成了破坏，而揉搓眼睛会进一步刺激眼睛，并可能导致更严重的损伤。

③ 寻求医疗帮助。即使冲洗后不适症状缓解，也应尽快就医寻求专业的帮助。眼科医生可以进一步评估眼睛受损的程度，并采取适当的治疗措施。

在使用消毒剂时，应尽量佩戴防护眼镜或面罩，以减少消毒剂意外溅入眼睛的风险。同时要遵循正确的使用方法，避免其洒溅进入眼睛。使用后应确保拧紧瓶盖后再存放，并及时进行通风换气。

角膜异物是什么？发生时该怎么办？

眼科门诊经常接诊各种类型的角膜异物患者，有外卖员、家具厂的木匠、工地上的建筑工人，还有傍晚散步的行人等。

① 角膜异物的病因及症状。角膜异物是指灰尘、小虫、金属碎屑及木屑等异物意外进入眼内角膜所致的眼部急症。平时在生活或劳动中，空气中的灰尘、小虫，随风飘扬的谷壳、细刺，爆炸时的金属颗粒、火药颗粒、煤屑、石屑、玻璃等都有可能进入眼部，黏在或者扎入角膜。角膜异物的患者往往眼部有明显的异物感、眼球红肿、畏光、流泪，严重的甚至会导致视物模糊。

② 角膜异物的诊断及治疗。角膜异物可以通过询问病史、临床表现及裂隙灯检查来明确诊断。治疗上，异物较浅的用生理盐水冲洗；较深的则需要用无菌针头将异物剔除，患者回家休息后须按时使用相关眼药水，并做好复查工作。如果治疗不及时、发生继发感染时，可能导致角膜溃疡，严重感染甚至失明。

角膜异物的发生虽然有很大的随机性，但通过对门、急诊接待患者的病因分类，可以发现该眼病与职业有一定关联性，如电焊工人、建筑工人、伐木工人等，有些患者甚至对角膜异物习以为常，十分大意。

在劳动生产中一定要严格遵守各种技术操作规范，劳动操作时切记佩戴安全防护用具，如护目镜、面罩等，提高对眼睛的保护意识。异物进入眼内时，切忌用手揉搓眼睛，尝试闭眼并冷静，就近用清水冲洗，若仍有不适感，应及时就医。

角膜上皮糜烂是什么？如何治疗及预防？

医生提醒：小心角膜上皮糜烂。复发性角膜上皮糜烂是一种眼部疾病，其特征是角膜上皮层的反复脱落和再生，可引发眼睛表面的疼痛、灼热感、畏光和视力模糊等不适症状。

复发性角膜上皮糜烂的病因多样，其中外伤是一个常见的触发因素。眼球受到撞击、刮伤或其他损伤时，角膜上皮层可能受到影响，导致糜烂的发生。角膜炎症和角膜干燥也被认为是该疾病的诱因之一。遗传因素可能增加个体患病的风险，使得一些人更容易患上复发性角膜上皮糜烂。

治疗复发性角膜上皮糜烂的方法包括：使用眼药水，眼药水可以促进角膜上皮的愈合，减轻症状。在一些情况下，医生可能会建议使用软性隐形眼镜，以保护角膜表面，减少糜烂的发生。对于一些患者，尤其是症状较为严重或反复发作的患者，医生可能会考虑手术干预。手术治疗包括准分子角膜激光切削、钻石刀抛光角膜及角膜前基质层微穿刺术等，这些手术方式可以帮助稳定角膜表面，减少糜烂的发生。

除了治疗，预防是管理复发性角膜上皮糜烂的关键。医生提醒：避免眼部外伤，注意眼部卫生，使用适当的护眼措施，如护目镜，是预防该疾病发生的有效手段。对于那些已经患有复发性角膜上皮糜烂的患者，定期的眼科检查和遵循医生的建议同样至关重要，以确保及时发现并有效控制疾病的进展。

化学制剂不小心溅入眼睛该怎么办？

生活中，因为一时疏忽造成角膜损伤，其影响却可能是永久的。易造成眼睛损伤的不仅是常碰到的消毒液、502胶水、洁厕液、热油滴，还有意外情况下会遇到的一些腐蚀性的材料，比如蓄电池的电解液（酸）、生石灰（碱）、下水道疏通剂等，这些更要慎重对待。那么，一旦有危害的液体溅入眼睛该怎么办呢？

当溅入眼睛的危害性液体比较少，只引起轻度烧伤，此时只需要用大量的清水冲洗数分钟即可。冲洗后有轻微异物感是正常的，而如果持续疼痛并且眼白发红则需要就医治疗。

酸、碱对眼睛的烧伤作用可分为不同的类型，这是根据酸性和碱性，或者是根据酸碱性的强弱程度来划分的。酸性烧伤会导致组织蛋白凝固坏死，凝固坏死的组织蛋白会形成保护层，对酸性物质有阻挡的作用，能够防止其继续向深层渗透，因此强酸所造成的损伤相对较轻。碱性物质会使脂肪和蛋白质溶解，进一步渗透到深层的组织，因此碱性烧伤的后果更加严重。

一旦发生强酸、强碱入眼，现场急救就显得尤为重要。首先，及时就地取材，用大量清洁的水反复、彻底地冲洗眼睛30分钟以上是最重要的一步。冲洗不仅可以清洁、稀释有害物质，同时可以起到降温的作用。其次，尽快到医院对眼睛进行进一步处理。出现酸、碱烧伤眼睛时一定要到专业的医院检查治疗，并且尽量带上造成损害的液体，方便医生明确损伤原因及性质，同时在治疗的过程中，要做到积极地配合医生的治疗，保持乐观稳定的情绪。

紫外线可以消毒，但要防止其对眼睛的伤害！

紫外线对眼睛是有伤害的，而且皮肤过度暴露于强紫外线环境中可引发皮肤癌。门诊经常碰到被紫外线灼伤的患者，有的是违反操作规定、不戴保护面罩的电焊工，有的是医院保洁员，还有的甚至是医院里的医护人员和实验室科研人员，他们误入正在使用紫外线消毒的房间中并长时间停留。

紫外线对眼角膜和结膜上皮造成损伤会引起电光性眼炎，又称雪盲。特征是眼睑红肿、结膜充血水肿、有剧烈的异物感和疼痛感，症状有怕光、流泪和睁不开眼，发病期间会有视物模糊的情况。

如果发生了电光性眼炎该怎么办？第一，有紫外线接触史的患者千万不要揉眼，以免造成角膜上皮脱落加重和继发感染。第二，出现眼红、眼痛症状应及时就诊，疼痛、流泪、刺激感强烈时可冷敷眼部缓解症状。第三，按医嘱滴眼药水，促进角膜上皮修复，预防感染。第四，放松心情，不要过分紧张。角膜上皮有非常强的再生能力，一般24小时后症状可减轻，大多数人1～2天后可痊愈。此外，还要多闭眼休息，避免强光照下用眼，尽量做到不看手机、计算机屏幕等。刺激症状强烈时也可佩戴治疗性医用隐形眼镜减轻刺激症状，避免感染，促进角膜上皮愈合。

保护眼睛免受紫外线伤害的关键在于预防。用紫外线灯消毒时，房间内不能有人、动物。紫外线消毒过程中会产生臭氧，消毒结束后立即开窗通风。在观赏雪景或在雪地上行走时，最好戴上黑色的太阳镜或防护眼镜。这样就可避免雪地反射的紫外线伤害眼睛。在做焊接工作时一定要戴防护面罩。

板栗刺刺伤眼睛怎么办？

在板栗成熟、收获的季节，采摘板栗过程稍不慎就可能带来不可挽救的伤害。每当这个季节都有不少人因为采摘板栗而被板栗刺刺伤眼睛，轻者眼睛红痛、影响视力，重者眼睛感染、化脓导致失明。

板栗刺会刺伤角膜，患者感到眼睛剧烈疼痛、畏光、流泪，不能睁眼。角膜损伤部位愈合后形成角膜瘢痕会导致散光，影响视力。板栗刺可能带有真菌、细菌、病毒，可导致真菌性、细菌性、病毒性角膜炎或眼内炎，如治疗不及时，或有摘除眼球的可能。

板栗采摘的过程中应做好防护措施，佩戴眼镜、面罩或者有面屏的头盔等护具。如果眼睛不慎被板栗刺刺伤，千万不要自行挑刺或挤压、揉搓眼球，一定要及时到正规医院眼科就诊。

第三章

老年人眼病预防与治疗

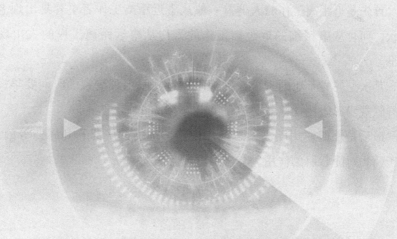

什么样的人更容易老花？

老花又称老视，是由年龄增长而发生的屈光不正，是一种生理现象，不是病理状态。随着年龄的增长，晶状体逐渐硬化，睫状肌功能亦逐渐降低，从而引起眼调节功能下降，这是每个步入中老年的人都会经历的视觉问题。

然而，随着信息化的发展，人们与电子设备的接触时间也变得越来越长，过度使用眼睛就会导致眼睛疲劳，从而使眼睛的调节能力降低，老视自然就可能会提前到来。那么究竟哪些人群更容易老视呢？

首先是近距离工作的人群。一般从事近距离工作者更容易出现老视的症状，而且从事精细的近距离工作的人比从事远距离工作的人出现老视要早。

其次是屈光不正的人群。远视眼比近视眼出现老视的时间要早，近视人群佩戴隐形眼镜比佩戴框架眼镜出现老视的时间要早。

最后是长期使用胰岛素、抗焦虑药、抗精神病药和利尿药等的患者，由于药物对睫状肌的作用，会较早出现老视。

老花眼时如何让远近风景都看得清？

对于眼睛老视的人群，怎样的一副眼镜才能满足"低头看手机""仰头看电视""抬头看风景"的需求呢？眼科医生建议可佩戴渐进多焦点眼镜（简称"渐进片"），同时解决看清楚远距离、中距离和近距离物体的问题。

生活中经常看到,有的近视患者到了一定年龄后又出现老花现象,需要佩戴两副眼镜,一副用来看远处,一副用来近距离阅读书报或使用手机,两副眼镜在使用过程中频繁地更换,带来了许多的麻烦。而渐进片能够有效地解决一副镜片看远看近不能兼顾的问题,这在临床中得到了广泛的应用。

戴上渐进片就像是用摄像机摄像,一副眼镜既可以看清远处又可以看清近处,还可以看清中距离物体。从专业上来说,一副渐进片上有两个以上的焦点(度数)。眼镜上方是远用光学区,对应的是远用度数;下方是近用光学区,对应的是近用度数;中间是过渡区,可以看清楚中距离的物体;周边是模糊区。

所以,一副渐进多焦点眼镜可以同时满足远、中、近不同的视力需求,不需要在看远看近时换眼镜戴。从外观来看,它也不像双光镜那样有明显的度数分界线。渐进多焦点眼镜比较适合那些远、中、近距离需要迅速切换,都需要看清楚,而又不想戴很多副眼镜的人。

白内障手术也可治疗青光眼吗?

白内障和闭角型青光眼之间具有密切的关系,白内障摘除术在治疗青光眼时起到了越来越重要的作用,在部分病例中,甚至能通过单纯白内障手术而获得治疗青光眼的良好效果。更有国外研究表明,该类青光眼可以通过摘除透明晶状体的方法来治疗,达到避免眼底视神经发生不可逆性损害的效果。但并不是所有类型青光眼都可以采用这种方法治疗。

青光眼是终身性的双眼疾病,是否适合进行白内障手术控制眼压,要找专业的医生进行严格检查后才能决定。青光眼疾病最好做到早发现、早诊断、早治疗。

白内障高发人群有哪些?

①50岁以上的中老年人。随着年龄的增长,中老年人患白内障的比例会越来越高,白内障程度也会逐渐加重。而90岁以上的老人,90%都会出现影响视力的白内障。

②吸烟、饮酒人群。有研究显示,长期吸烟、饮酒,会导致患白内障的概率大大增加,而且还会增加患黄斑病变等其他眼部疾病的可能。

③长时间使用激素等药物的人群。患有哮喘、风湿性关节炎的人群,因为其自身疾病的原因,需要使用糖皮质激素药物来缓解症状。而经常服用这些激素药物,也可能会导致白内障发生概率大大增加。

④长时间户外工作或接触辐射的人群。长期在户外工作或接触辐射,会受到紫外线或者一些放射性光线刺激,更有可能导致白内障。例如,西藏、海南等阳光照射强烈的地区,白内障的人群会普遍更多。

⑤患糖尿病、高血压等的人群。如果患有高血压、糖尿病,除了可能引起视网膜病变外,还可能会引发其他的眼部疾病,如白内障、青光眼、黄斑病变等,患者除了稳定控制血压、血糖外,更应定期做眼部检查,早发现、早治疗。

⑥高度近视。随着近视的度数增高,会导致眼轴不断地被拉长,使眼球壁和血管层变薄,从而使眼球内部营养及供血、代谢发生变化,最后形成白内障。

什么是老年性黄斑变性？

老年性黄斑变性又称年龄相关性黄斑变性（age-related macular degeneration，AMD），多发于50岁以上人群，是欧美地区老年人高发疾病。随着我国居民生活水平的提高，AMD发病率逐渐上升。

正常人都有黄斑，黄斑是视网膜上对光线和颜色最敏感的部位。它决定着我们能否看清物体的细节和颜色。当黄斑发生病变时，人们看到的事物会扭曲、变形、变色、变暗，甚至眼前出现固定黑影，影响日常生活。

在临床上，AMD分为干性和湿性两大类。干性又称萎缩型AMD，病情进展相对温和，视力逐步缓慢下降。通过补充维生素C、抗氧化剂或叶黄素可以减缓病情发展。湿性又称渗出型AMD，主要是异常的新生血管生长导致血管渗漏、出血，造成视力大幅度下降、视物变形，出现中心暗点。病情进展迅速，短期视力损害严重，影响较大。

目前临床上的主要治疗方法是玻璃体腔内注射抗血管内皮生长因子药物，还可以进行视网膜光凝、微脉冲激光治疗，控制病情发展，尽可能提高视觉水平。

白内障术后还会复发吗？

临床上经常碰到患者问，"白内障开完之后还会长出来吗？""手术之后白内障再长出来是不是还要开一次？"如此之类的问题。

我们将白内障术后出现的视物渐进性下降称为后发性白内障，它是白内障手术后一种常见的并发症。

白内障术后，残余的晶状体上皮细胞可能会沿着后囊膜迁移、生长、增殖，在后囊膜处形成白色混浊，即为后发性白内障（简称"后发障"）。老年人白内障术后发生后发障的概率为30%~50%，发生时间在术后数月到数年不等。

发生后发障后可施行YAG（一种激光器）激光后囊切开术，即在发生混浊的后囊机化膜中心区切开，让光线重新穿入，恢复患者视力。门诊时即可完成此操作，时间为数分钟，没有疼痛，一般不需要再次治疗。

所以，白内障术后不会再复发，如果术后出现视力下降的情况，应尽早到眼科医院就诊，及时找出病因对症下药。

白内障术后如何居家护理？

白内障术后居家护理的注意事项如下。

① 术后当天要多闭眼休息。术后出现眼红、刺痛、流泪、异物感、眼眶淤血等都属于正常现象。但是如果发生明显眼胀疼、恶心、呕吐，则要尽快到医院就诊。

② 出院前，要明确用药情况及下次复诊日期。出院后，在家滴用消炎眼药水时，须采用卧位或坐位，瓶口不接触眼睛，向下眼睑结膜囊内点入1~2滴眼药水，轻闭眼睛3~5分钟。要注意不能擅自停药，也不要多滴！

③ 术后可以食用营养无刺激的软食、流食类食物，保持大便通畅、避免剧烈咳嗽，切忌外力碰撞、按压、揉搓术眼。术后两周内不要剧烈活动，以免用力过度而引起手术切口裂开。洗澡、洗头、洗脸时避免脏水溅入眼中。

④ 术后出门时尽量佩戴墨镜遮挡阳光、减少风沙入眼。尽量避免看报、缝补衣物等精细用眼，保持舒畅的心情及足够的睡眠。

如何有效预防白内障？

白内障的主要症状是视力障碍，与晶状体混浊程度和部位有关。严重的白内障可致盲。一旦白内障影响了视力，手术治疗就是必须的。那么如何有效预防白内障呢？

① 注意调节饮食。平时不吸烟，少饮酒，少食糖果等甜食，少食高胆固醇的食物，多食易消化、富含营养的食物。

② 积极防治慢性病，包括眼部的疾患及全身性疾病，尤其是糖尿病易并发白内障，要及时有效地控制血糖，防止病情的进一步发展。

③ 保持良好的生活习惯。平时生活起居要有规律，不要过于劳累，注意休息，保持充足的睡眠。还要注意眼部的清洁，不要经常用手揉眼睛、触碰眼睛，避免眼睛受到感染。

④ 多吃富含类叶红素的食物。类叶红素具有抗氧化作用，能使晶状体保持透明状态，人体缺乏类叶红素时，容易引起晶状体混浊而导致白内障。

⑤ 平时多喝水。在发生脱水的情况下，体内正常代谢紊乱，会产生一些有害的化学物质，损害晶状体，导致白内障的发生。一般情况下，喝白开水、茶水或淡盐水均可。

⑥ 出门戴深色眼镜。接受太阳光紫外线照射的时间越长，患白内障的可能性越大。研究者指出，外出时戴上深色眼镜，可使眼睛受到的紫外线照射量大大减少。

白内障手术人工晶状体这么多，应该怎样选择？

白内障是世界范围内排在首位的致盲性眼病，手术是目前唯一的有效治疗方法。白内障复明除了混浊晶状体的摘除，选择一款合适的人工晶状体是非常重要的一个环节。

人工晶状体根据制作材料的不同，可以分为硬性和软性两种人工晶状体。

硬性人工晶状体价格相对便宜，但受材料限制，硬性人工晶状体不能折叠，所以手术切口相对较大（约6毫米），切口须缝线，术后异物感明显，短期内反应较大，恢复时间长，术源性散光高，影响术后视觉质量。它适合于对术后视觉质量要求比较低，同时自身有一定经济困难的人群。

软性人工晶状体又称折叠型人工晶状体，特点是人工晶状体可折叠缩小，使手术切口更小（约2毫米，仅相当于1元硬币的厚度），无须缝合，手术损伤相对小，恢复快，术后反应较轻，术源性散光低，可大大提高术后视觉水平。

目前，白内障手术基本采用折叠型人工晶状体植入。根据晶状体的特性，可以大致将其分为球面型、非球面型、散光非球面型、多焦点型、散光多焦点型人工晶状体，它们各有特点。但是，多焦点型人工晶状体对眼睛整体状况的要求较高，不是人人都适合，术前需要进行更完善的评估。

白内障"熟了"再治？

视力日益下降，看东西模糊变暗，感觉眼睛被蒙上一层纱且症状逐渐加重，眩光，重影……如果出现以上症状，那么要当心是不是白内障"找上门"了，建议及时到眼科医院就诊。

人老了，眼睛也会"老"。眼球里晶状体逐渐混浊，不再清澈透明，也就是白内障了，这是一个不可避免和阻挡的自然过程，与头发变白是一个道理。年纪越大，白内障发病率越高。

眼药水虽然能够使白内障患者的眼睛舒服一些，但是要说眼药水能够彻底治愈白内障，那就是无稽之谈！目前公认的治疗白内障唯一有效的方法，就是手术治疗！

很多老年人害怕手术，认为要等白内障完全"熟了"，甚至眼睛看不见了才能手术。更有甚者，因为轻信某些广告里"眼科神药"的夸张效果，而错过了最佳手术时间，以致成为白内障晚期甚至失明。白内障"熟了"再手术的说法是因为几十年前白内障手术方式还比较落后，必须等到白内障发展到"核"很硬的时候再手术比较安全。但是随着医学技术的飞速发展，已经形成了相当成熟的超声乳化手术，通过超声粉碎技术把老化的晶状体吸除，然后植入一枚透明的人工晶状体，整个手术过程只需要十几分钟，创伤小、愈合快，并且能够恢复良好的视力，术后滴眼药水即可。

所以，只要觉得白内障影响了生活就可以手术，不需要而且不建议等到白内障"熟了"才做手术。如果拖到白内障"成熟"甚至过度"成熟"，不但会引发继发性青光眼和葡萄膜炎，而且会大大增加手术风险，还会影响术后恢复效果。

第四章

弱视与斜视

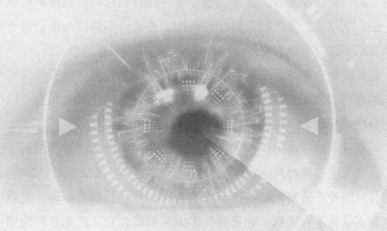

弱视不及时治疗会造成哪些危害？

弱视是指视觉发育期内由于单眼斜视、屈光参差、高度屈光不正及形觉剥夺等异常视觉经验引起的单眼或双眼最佳矫正视力低于正常值，眼部检查无器质性病变。弱视不及时治疗会造成哪些危害呢？

最常见的危害是"视力低下"，弱视患者就算屈光矫正后，也达不到正常水平，如果不及时治疗会出现永久性的视力低下，影响正常生活。弱视患者的单眼视物能力很差，不能形成正常的立体视觉。比如，我们接触的物体大多数都是三维立体，弱视患者的眼睛不能准确地把握物体的这种立体感，所以说弱视患者尤其是一些儿童，在打篮球时，拍球的时候找不到球，拍几下球就丢了，投篮的时候也投不进去，都是因为他们没有正常的立体视觉所致，对他们来说，拍球或投篮是件很困难的事。

弱视眼也会逐渐形成斜视眼，因为视觉细胞和神经因长时间不受外界物象的准确刺激而衰退，随着视力的下降，患者的外观表现上可以明显地看出斜视的问题。单眼弱视的患者更容易出现斜视。

弱视孩子跟普通孩子相比视力不佳，在课堂上无法看清黑板，上课效率差，且无法准确地判断物体的方位、远近，学习成绩会大受影响。此外，因为长时间看不清楚，弱视孩子每天面对的都是模糊的影像，大脑接收的信息和正常孩子有区别，会更容易形成孤僻的性格，产生自卑情绪，寡言少语，不利于孩子健康心理的形成。

家长在陪伴孩子成长的过程中，要随时观察孩子的用眼姿势是否正确，是否有歪头、眯眼视物，视物模糊等异常情况，尽量做到早发现、早治疗，让孩子拥有一双健康的眼睛。

弱视需要戴眼镜吗？

有些弱视孩子的家长会说，孩子并没有说眼睛看不清楚，其实是因为孩子一只眼视力正常，双眼看事物还算清楚。而且是在熟悉的环境中，再加上孩子采用眯眼、歪头等动作，即使视力不好也会被掩盖。

4~6岁孩子的视力就可以达到成人视力1.0的水平，屈光状态可能终身都在变化，从出生时的远视到正视再到近视。而孩子的散光一般由角膜引发，角膜地形图可明确显示散光的量和形态，研究认为，儿童散光150度以上的角膜散光不但不会减少，还会随着年龄的增加缓慢增加。一般来说散光小于150度，对视力影响不大，可以定期观察，先不戴眼镜也可以，但是还要结合孩子年龄、裸眼视力、矫正视力、散光轴向和屈光变化来考虑。

戴眼镜是为了提高视力，即使以后戴眼镜视力可以达到1.0，但摘下眼镜还是看不清楚的，因为孩子有高的散光存在，裸眼视力不会正常。等上了小学坐在教室座位上看不清楚黑板的时候，孩子就知道离不开眼镜了。孩子的视力发育不正常，对以后学习、升学、就业都有影响，等以后想治疗都晚了。并且现在只是散光，如果不戴眼镜矫正散光，眼底的成像是模糊的，模糊的成像还会导致更早出现近视，那时候就是既有散光又有近视了。

孩子弱视治愈后为何视力又变差？

弱视主要是中心视力缺陷造成的，眼部检查无器质性病变。研究表明，在视觉发育关键期易发生弱视。弱视经治疗后，弱视眼的最佳矫正视力如果再次发生减退，经适当的补充治疗是可逆的。儿童早期筛查可以预防弱视，对已产生弱视的儿童可以早期干预、早期恢复。

弱视治疗后是有复发可能的。目前临床认定的弱视治愈是弱视眼视力恢复正常且3年内无复发，所以弱视治疗后仍需要佩戴合适的屈光矫正眼镜。在治疗弱视一段时间后，孩子的矫正视力确实是正常了，但如果中高度远视依然存在，仍需佩戴眼镜。建议在专业的医院或医疗机构进行度数的检测。如果出现弱视治疗巩固阶段视力变差情况，要抓紧时间根据后续戴眼镜的情况来调整治疗方案，如果视力下降，需要再次进行弱视康复训练。

医生提醒大家，弱视治疗过程中，矫正视力恢复正常不代表无须戴眼镜。该如何处理，一定要听取医生的建议，切记不要大意，耽误孩子的治疗！

弱视治好了，还需要戴眼镜吗？

有家长觉得孩子弱视已经治愈，孩子自己说戴不戴眼镜都能看清楚，就不再督促孩子戴眼镜。同时，家长也认为眼镜能不戴就不戴。

有研究显示，弱视治疗一段时间，最佳视力表现正常后，如果不坚持戴眼镜继续矫正巩固，弱视就有复发的可能。复发后需要重新戴眼镜矫正并配合康复训练，视力是否可以恢复正常就有待观察了。

其实，戴眼镜也是一种治疗方式，既可以满足孩子视力正常发育的需求，也可以帮助孩子均衡用眼，尽量避免低度远视的眼睛过早近视。但有些家长忽略了定期复诊并及时调整眼镜度数的重要性。

医生建议：眼镜是一种帮助眼睛看得清的光学工具，同时也是一种矫正眼睛屈光度的治疗手段，不要单纯因为不想给孩子戴眼镜，而耽误孩子眼睛的治疗。另外，儿童的屈光状态随着年龄变化会不断变化，须定期检查、及时发现，以针对治疗。

斜视手术治疗后为什么又复发？

某家长发现自家5岁孩子眼睛往内斜，呈"斗鸡眼"状。检查结果提示，患儿双眼高度远视并伴有严重的弱视和斜视。由于孩子正处于视力发育的敏感期，就没有对其高度远视进行矫正，长期的视物不清，使得孩子大脑的视觉中枢得不到足够的（清晰物像）刺激，从而导致了孩子视力发育缓慢低下，形成了弱视。另外，高度远视的眼睛看东西长期处于调节紧张的状态，导致了内斜视。患儿经过弱视治疗，双眼视力提升后，通过手术矫正斜视，术后3年内斜视复发。家长解释道：以为孩子"眼睛好了"，就没有继续让孩子戴眼镜了。

其实，患儿术前术后均是高度远视眼，斜视手术只是矫正双眼的眼位。如果术后不戴眼镜，就又和术前一样，眼睛处于高度调节状态，时间长了，眼睛又开始内斜。手术前存在明显屈光不正，术后仍需戴眼镜或屈光矫正。斜视会破坏双眼视功能，所以必要时须进行双眼视功能的训练。此外定期复查也很重要，斜视术后眼位的恢复情况，受到患者视力、双眼视功能状态、肌肉疤痕是否修复、大脑视觉中枢对神经冲动的控制及全身状态等一系列因素影响。斜视矫正后有一定的复发的概率，如早期及时发现，通过训练提高双眼视功能，就能降低复发的概率。

高度远视还会引起"斗鸡眼"？

多数孩子的轻度远视是生理性的，度数较低，一般不会影响视力和视功能的发育。而高度远视则易造成内斜视，也就是我们常说的"斗鸡眼"。这是因为若孩子远视度数高，看东西就要动用更多的调节力，易引发双眼过度的向内会聚，即内斜视。

如果孩子的远视度数超过生理性远视，就需要佩戴远视眼镜，防止因远视度数过高而影响视力发育，发生弱视，并且防止因远视度数过高而导致孩子产生内斜视。若已经发生斜视，首先需要佩戴眼镜矫正远视，若已有视力不佳，则先治疗弱视。

医生建议：戴眼镜后每2~3个月须随访观察眼位及视力情况。若戴眼镜及弱视治疗半年后，斜视依然不能完全矫正，且双眼视力已提高至同年龄最佳视力水平，此时可考虑手术治疗斜视。

第五章

眼部美容与保健

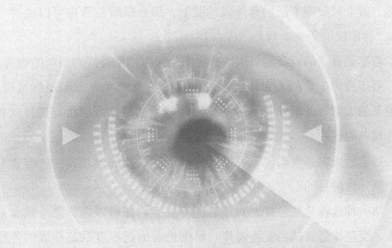

眼睛也要防晒吗？

人们已经意识到要保护皮肤，避免晒伤，而眼睛同样也需要防晒！

紫外线的来源：弧光灯、投影仪等人造光源；阳光，就算没有暴露在阳光下，还是会有高达40%的紫外线被我们眼睛所吸收。

紫外线对眼睛的危害：紫外线对眼睛的影响非常严重，会造成角膜受伤，患者会立即出现疼痛、流眼泪等症状，还会产生角膜炎、结膜炎、白内障、睑裂斑、翼状胬肉、黄斑变性等疾病。

由此可见，眼睛一年四季都应该防紫外线。人体皮肤可以通过涂抹防晒霜、戴上遮阳帽来阻挡紫外线的照射，那么眼睛是否也可以通过"防晒霜""遮阳帽"等来防紫外线呢？

答案是肯定的。我们可以选择太阳镜来阻挡紫外线对眼睛的伤害。

对于视力正常的人来说，通过佩戴深色系的平光太阳镜就可以解决，深色系的太阳镜防紫外线的效果要比浅色系的好，所以最好选择灰色、茶色、绿色的镜片。

对于近视眼患者来说，可以通过对近视眼镜的镜片做一些改变来达到阻挡紫外线的目的。

第一种选择是变色片，对于有些需要室内佩戴眼镜、室外佩戴太阳镜的人，变色片是首选。变色镜片是根据患者的近视度数制作成的各种可以变色的近视、远视、散光镜片，因此近视眼患者如果想用一副眼镜解决近视和防紫外线的问题，变色片是首选。变色片从变色效果上分有底色变色和无底色变色。无底色变色镜片不变色的时候是完全透明的，视觉效果更清晰，变色及褪色速度更快，色调更深更均匀，100%阻挡紫外线。有底色变色的变色片一般比较便宜，但是镜片本身会有一定的颜色，变色效果也会差一些。

第二种选择是染色片。染色片是采用浸泡染色的工艺技术，将树脂镜片浸泡在含有机色素的热水中使镜片着色染制而成。使用这种眼镜需要注意，在室外可以用，但是进入室内最好换用普通眼镜，因为这种镜片透视率不够，会增加用眼疲劳，进而影响视力。

第三种选择是一些本身就可防紫外线的镜片，比如 PC 片，通过镀紫外线防护膜阻挡部分紫外线。但大部分镜片只能阻挡 95%～100% 的紫外线，依旧有 10%～50% 的紫外线会经过侧、后表面反射入眼。一些特殊设计的镜片能够提供双面防紫外线保护，不仅阻挡前表面射入镜片的紫外线，更能阻挡镜片后表面反射出的紫外线，提供全面保护。

第四种选择是夹片式近视太阳镜。夹片式近视太阳镜可以分为外挂夹片和一体化近视太阳镜。外挂夹片就是在自己的近视眼镜上另附加外购的太阳镜夹片，成本低、切换也很方便，将夹片翻上翻下就能直接切换。一体化的近视太阳镜就是将夹片和近视镜做到了一副眼镜上，可以翻上和翻下切换，因为是直接在一副眼镜上，单独设计的款式会很时尚，并且还适合进行剧烈运动。

第五种选择是防紫外线的隐形眼镜，其通过在化学原材料中增加紫外线吸收物质，从而阻挡紫外线。防紫外线隐形眼镜虽然能很好地遮盖住瞳孔，但是因为透氧的原因，并不能让隐形眼镜遮住周围的眼部组织，所以在户外或者强光比较眩目的时候，近视眼患者可以在佩戴防紫外线隐形眼镜的同时，再戴一副平光太阳镜，这样对眼睛的防护会比较全面。

第六种选择是根据屈光度数定制偏光眼镜，也称"司机镜"，因为具有将光线偏极化的功能，所以能够阻挡紫外线却不影响可视光的透过，能够真正达到保护眼睛的功能。偏光太阳镜在驾车、钓鱼、滑雪等场合下使用有不错的效果，是一种野外使用的高级太阳镜。

如何挑选太阳镜呢？

① 选择近视太阳镜首先需要考虑的是镜片，最好是树脂镜片。

② 颜色太浅的镜片滤光作用小，太深的镜片影响视力。建议使用灰色、茶色的镜片，试戴时要看有没有晕眩感，透视度高不高。有色眼镜不适合在室内戴，时间一长会加重对视力和眼睛健康的损害，必须再备一副

普通的近视眼镜。

③经常开车的人对镜片质量要求更高，眼镜要轻巧、清晰，如果佩戴时出现头痛、头晕、眼花、眼睛干涩或不能久视等症状，要立即停戴。

④近视太阳镜一定要到专业医院或机构进行验光配镜。

光子嫩肤可以治疗干眼症吗？

强脉冲光（intense pulsed light，IPL）治疗，又称光子嫩肤，其原理是利用特定的宽光谱彩光，直接照射在皮肤表面，穿透至皮肤深层，对皮下色素或血管进行选择性作用，以近乎无创、无恢复期、低风险的特点，成为近年最热门的美容护肤方式之一。

IPL作为一种非侵入性的光疗技术，通过特定的波长和能量作用于眼部时，可刺激睑板腺功能恢复，从而改善干眼症状。治疗过程中，患者无须手术或注射药物，只需接受短时间的强光照射即可。同时，IPL治疗干眼症还能促进眼部血液循环，改善眼部环境，对眼部健康也有一定的促进作用。

需要注意的是，IPL治疗干眼症并非适用于所有干眼症患者。在选择治疗方法时，应根据患者的具体情况和医生的建议进行决策。同时，患者在接受治疗期间也应注意保持良好的生活习惯和眼部卫生，以达到较好的治疗效果。

接睫毛会引发结膜炎吗?

近年来,接睫毛作为一种美容方式越来越受欢迎,浓密的睫毛让眼睛看起来更有神,从而使这种美容方式成为现代女性追逐的潮流之一。但是在追求美的同时,我们也要意识到这项美容可能带来的健康风险。在接睫毛的过程中最常见的问题之一就是结膜炎。

接睫毛过程中使用的胶水、化妆品,以及不正确的操作都有可能导致结膜炎的发生。胶水中的化学成分、粘接剂或者添加剂可能对眼部产生刺激,引发过敏反应。此外,不正确的操作,如粘贴位置不当、过度牵拉或摩擦睫毛等,也可能导致结膜炎的发生。

接睫毛引发的结膜炎症状包括但不限于眼红、疼痛、痒、异物感、眼睑肿胀、流泪、视力模糊等。如果出现以上症状,应立即停止使用接睫毛产品,并及时寻求专业医生的帮助。

为预防结膜炎的发生,须注意以下几方面事项。

① 选择正规机构。在选择接睫毛机构时,要选择有信誉和口碑的机构,并确保其具备合法经营资质,有专业的美容师团队。不可贪图便宜,选择非正规机构。

② 了解产品成分。在接受接睫毛服务前,要咨询美容师所使用的产品,特别是胶水的成分。如果对某些成分过敏,应提前告知美容师。

③ 日常护理与卫生。接睫毛后,要定期清洁眼部,使用温水和适宜眼部使用的洁面产品轻轻清洁眼部肌肤,避免残留物滞留。同时,不要使用过期的化妆品或与他人共用化妆工具,以免交叉感染。

④ 注意眼部变化。接睫毛后,如果出现眼部不适,如眼红、疼痛、痒或异物感等症状,应立即停止使用接睫毛产品,并去医院检查。早期发现和治疗有助于避免病情恶化。

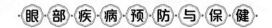

接睫毛虽然可以使眼睛更迷人,但眼部健康更要重视。选择可靠的美容机构,了解产品的成分和质量,维护好接睫毛后的眼部卫生,这些都是避免患结膜炎的关键。

眼睛上也会长"痘"吗?

眼睛上长的痘在医学上称为睑腺炎,又叫麦粒肿,它是一种由细菌感染引起的急性睑腺炎症,简单理解就是睫毛根部的皮脂腺或者毛囊发炎,症状通常表现为红、肿、热、痛。

麦粒肿最常见于儿童和二三十岁的年轻人。长时间看书、看电视,会增加视疲劳,使得眼睛周边肌肉收缩,致使睑板腺堵塞,从而更易被感染。如果患有眼周慢性炎症,出现眼睛分泌物增多,或眼睑缘充血、有鳞屑等,也会容易导致麦粒肿,甚至反复出现麦粒肿。

出现麦粒肿后,切记不可揉搓或挤压,尤其是儿童,以免导致眼眶蜂窝炎症等严重并发症。感染早期,可滴用抗生素眼药水,并用干净、温热的毛巾热敷于患处,以便控制感染。如果炎症未得到控制,请及时就医,由医生诊断是否需要切开患处排脓或进行其他处理。

你的眼睛有倒睫的困扰吗?

苏州百姓口中的"倒毛",医学上称为倒睫。我们的睫毛有防止异物进入眼睛的作用,但如果睫毛朝着错误的方向生长,就会摩擦眼球,眼睛可能会发红、怕光、流泪、异物感强,严重者甚至影响视力,这就是倒睫。

儿童倒睫多是先天的，婴幼儿阶段睫毛较柔软，角膜损伤少，随着鼻梁的发育，并进行下眼皮的牵拉或按摩等保守治疗，部分幼儿可恢复正常。但3岁后变硬的睫毛不断摩擦角膜，长期刺激会引起角膜瘢痕，影响视力。临床中还发现，有些患者在向下看时眼部刺激更加严重，于是出现仰头视物等代偿头位，处于视觉发育期的儿童可导致弱视、近视、散光，而手术是治疗倒睫的有效方法。当孩子出现眼红、眨眼频繁、流泪等现象时，不能单纯地归结为结膜炎，需要到正规医院行眼部检查。

有些患者被倒睫问题困扰了多年，时常觉得刺痛、流泪，异物感很强，影响日常生活。有些人倾向拔掉睫毛，殊不知拔睫毛比拔头发痛感更强，而且易感染，最主要的是拔睫毛仅能维持1周，不能根治倒睫问题，长期拔睫毛会引起睑缘变形，眼皮外翻。

如果倒睫毛数量较多，需要选择手术治疗。采取手术治疗一般能够从根本上解决倒睫问题，治愈率高，复发率偏低。有的患者倒睫毛少，出现了两三根，他们害怕切开皮肤，但同时又饱受倒睫对日常生活的不良影响。这种时候就可以采取电解倒睫，即寻找倒睫毛的毛囊，把毛囊破坏掉，使该处睫毛不再生长，手术大约5分钟，术后不用包扎，不影响生活工作。

倒睫不是大病，但长期倒睫可引起角膜炎、结膜炎，甚至影响视力，还有可能在内眼手术后引起严重的眼部并发症，所以建议早治疗，不必再受倒睫的困扰。

经常化妆，特别是化眼妆，对眼睛有影响吗？

平时我们所用的眼影都是施在上下眼睑，如果经常卸妆不彻底，很容易得睑缘炎。所谓的睑缘，粗略地说，就是眼皮和眼球交界的位置。睑缘炎，顾名思义就是睑缘的炎症。

如果卸妆不干净或平时用脏手揉眼睛，眼睛内会有细菌滋生。眼球本就处在湿润的环境中，这种环境很适合细菌繁殖，导致炎症。如眼球充血及肥厚麦粒肿等，严重了还会引起睫毛的乱生或者脱失，引起角膜炎等从而影响视力。当眼睛发生炎症时，皮肤中寄生的蠕形螨会被吸引过来。这种螨虫的繁殖能力特别强，很短时间内就会形成一个庞大的种群，破坏睫毛的毛囊、睑板腺，造成了睑缘炎的加重。

平时在眼部化妆时须注意以下几点。

① 化妆品开封后不能放太久，须在有效期内使用。

② 不与他人共用眼线笔、睫毛膏，以免造成交叉感染。

③ 睫毛膏是一种含有较多化学成分的化妆品，建议不要涂太厚，否则卸妆不彻底、不充分，睫毛上的膏体碎屑容易残留在眼周皮肤、睑板腺及结膜囊，诱发疾病。

④ 尽量别粘假睫毛，粘假睫毛用的胶水很容易刺激眼睑，导致眼部发炎。有研究显示，粘贴假睫毛可以诱发干眼症。

⑤ 化妆用的小刷子要定期清洗或更换。

⑥ 卸妆要彻底，使用专门的眼唇卸妆液来卸眼妆。

⑦ 对于比较难卸的内眼线，可以参照画眼线的方式，用棉棒头浸满卸妆液，轻轻擦拭涂了眼线的地方。

⑧ 谨慎选用及佩戴美瞳。

⑨ 如果经常感觉眼红、眼痒、眼干、眼涩，伴眼部分泌物增多等表现，最好及时去医院检查，避免延误病情。

睁眼困难也是病吗？

特发性眼睑痉挛是一种不明原因的、不自主的、阵发性的双侧眼睑痉挛。其主要表现为不自觉地频繁眨眼，眼睑不自主抽动，抽动的频率和幅度可随情绪、疲劳程度、睡眠等情况而变化，严重者甚至睁眼困难。

至于其成因，特发性眼睑痉挛可能与多种因素有关，如血管因素、神经因素、遗传和环境因素等，也有的是长期干眼症未及时治疗引起的。特发性眼睑痉挛如果长时间得不到治疗，可能产生眉下垂、上睑下垂、睑裂横径缩小、外眼角向内移位、眼睑皮肤松弛等继发性病理改变。

对于特发性眼睑痉挛的治疗，有多种方法可以尝试，如针灸治疗、肌肉放松训练、生物反馈疗法、抗焦虑药物和肉毒毒素注射等。针灸治疗可以通过刺激特定穴位来调节神经和肌肉功能；肌肉放松训练可以提高身体对紧张状态的认知并学会控制肌肉收缩；生物反馈疗法有助于个体认识并控制由于情绪压力造成的自主神经系统紊乱所伴随的眼睑抽动现象；抗焦虑药物可用于治疗特发性眼睑痉挛合并的心理压力；而肉毒毒素治疗不仅应用于整形美容行业，在临床上也长期使用，是目前治疗眼睑痉挛最快捷、有效的方法之一，它对神经和肌肉都没有损害，有效率为75%～100%，三个月至半年需要复查及重复注射治疗。

烈日炎炎，要给孩子戴太阳镜吗？

在阳光下，戴太阳镜不仅仅可以减轻阳光刺眼，更主要的是它能降低紫外线对眼睛的损伤。美国眼科学会年会指出，太阳镜对任何年龄段的人都是必需品。因为孩子的眼睛的通透性比成人更好，紫外线更容易到达视网膜，太阳镜对他们很重要。所以，孩子不是不能戴太阳镜，而是比成人更需要戴太阳镜。

我们选购太阳镜可以参考以下事项。

① 紫外线遮挡率。要选择遮挡100%的UVA和UVB射线的眼镜，以最大限度地阻挡紫外线。购买儿童太阳镜时，请选择正规厂家，并留意一下说明书上紫外线保护百分比是不是100%。

② 镜片颜色。太阳镜的防紫外线能力与镜片的颜色无关，只要镜片能

够遮挡全部的紫外线，可以根据孩子喜好挑选镜片颜色。但目前有研究显示，长期暴露于高能量可见光（也称为蓝光）下，也可能导致眼睛受损，所以在挑选镜片颜色的时候，可以考虑选择琥珀色或黄铜色的镜片以阻断蓝光。

③ 镜片大小。镜片大的太阳镜，除了保护眼睛，还可以为眼睑和眼周的皮肤提供保护，所以最好选择镜片大一些的太阳镜。

④ 镜片材质和镜框。由于小孩子活泼好动，他们的太阳镜应符合运动型的标准，应选择更安全的树脂镜片而避免玻璃镜片。框架应该是有弹性、容易弯曲的，以确保眼镜贴合脸部。

⑤ 关于松紧带。由于孩子们需要一段时间来适应佩戴太阳镜，松紧带有助于使太阳镜贴合在他们的脸上，并阻止他们出于好奇不断地将其取下。最好选择可以在镜腿和松紧带之间替换的镜框，这样等孩子们不再把太阳镜往下拽的时候，就可以将松紧带替换成镜腿了。

⑥ 有屈光问题及戴近视或远视眼镜的孩子，可以选择佩戴可变色的镜片，这种镜片在室内看起来与普通眼镜无异，但在阳光下镜片颜色会自动加深，为孩子的眼睛提供保护。

在款式上，对大一点的孩子而言，最好让他们选择自己喜欢的款式，尊重他们的选择，才会让他们更愿意佩戴太阳镜。需要提醒的是，阳光对眼睛的伤害，不仅仅发生在春夏季节的晴天，在秋冬季节和阴天也同样发生。阳光可以穿过雾霾和云层，所以无论何时，在户外活动时记得戴防紫外线太阳镜和宽边帽。

隐形眼镜应该怎样选择？

隐形眼镜也叫角膜接触镜，是一种戴在眼球角膜上用以矫正视力或保护眼睛的镜片。隐形眼镜不仅在外观和方便性上给近视、远视、散光等屈光不正患者带来了很大的改善，而且视野宽阔，视物逼真，并且特殊的隐形眼镜还可以控制近视进展，有些隐形眼镜还可以治疗特殊的眼病，因此成为不少人群日常生活的必备品。隐形眼镜作为第三类医疗器械，不管是产品的材质、生产、设计，还是验配机构、验配人员的资质，国家都有严格的要求。隐形眼镜能帮助人们解决视觉问题，但是不规范验配、不正确佩戴也能带来一系列问题，严重的会造成失明，因此隐形眼镜须规范验配。

隐形眼镜的材质的透氧性是隐形眼镜的主要指标，选择透氧性高的隐形眼镜才更健康。佩戴者可根据医生指导选择水凝胶或者硅水凝胶的镜片。镜片寿命也是一项重要指标，软性隐形眼镜寿命较短，就是大家常说的"日抛""两周抛""月抛"等，一般来说，眼科医生推荐佩戴软性隐形眼镜时，最好要选择"月抛"及更短更换周期的镜片。而硬性隐形眼镜属于长戴型，寿命一般为1~1.5年，不管是选择硬性隐形眼镜还是周期为非"日抛"的软性隐形眼镜，都需要每日取下来正常清洗护理。除了角膜塑形镜用于夜间佩戴，一些特殊隐形眼镜作为绷带片可以连续佩戴外，其他隐形眼镜都要在夜间睡觉时取下。

另外，隐形眼镜还有屈光度、基弧、直径等指标，需要选择和眼睛匹配的隐形眼镜来验配。并不是每个人都适合戴隐形眼镜，一些特殊职业或有眼科疾病，如结膜炎、眼睑闭合不全、严重干眼症的患者不适合戴隐形眼镜。

医生提醒佩戴隐形眼镜的注意事项如下。

① 每天佩戴隐形眼镜不超过8小时，每周至少两天不戴隐形眼镜。

②隐形眼镜对眼睛的主要伤害是不适当护理造成的炎症感染，以及长时间佩戴造成的角膜缺氧、角膜新生血管等并发症。这两点都可以通过科学规范佩戴、护理减少伤害。

③佩戴隐形眼镜须到正规医院或者配镜机构做详细的检查，选择适合自己佩戴的隐形眼镜，专业验配和定期复查最重要。

④注意眼部卫生，避免引起其他眼部症状，规范取戴和复查。洗干净手再取戴隐形眼镜。隐形眼镜盒的清理与隐形眼镜的清理同样重要。注意隐形眼镜与护理液的使用期限。

⑤隐形眼镜不可以超负荷使用，镜片寿命到了就必须要更换新的。一般戴镜稳定后，三个月建议复查一次，平时佩戴后发现不适，及时到医院检查。

医用美容片可以让眼睛变美吗？

医用美容片也叫美容隐形镜片，适用于眼睛外观有缺陷的人群，如因先天、手术、外伤等各种原因造成的角膜、虹膜有缺陷的患者，医用美容片可起到遮光和遮瑕作用。此类镜片完全按照眼球角膜区的外观设计，佩戴后角膜外观恢复如初。在颜色设计上有深、中间、浅三种过度棕色，选择哪一种颜色主要取决于患者的视力状况和角膜的颜色对比度。

医用美容片主要针对的人群和适应证有以下几类。

①白化病、无虹膜、固定、扩大的瞳孔：防止强光入眼，帮助虹膜缺失患者将损伤降到最低，改善惧光症状。

②弱视：适合不愿佩戴眼罩的弱视儿童。

③复视：消除因甲状腺疾病、糖尿病、眼受伤或卒中等神经系统疾病而引起的暂时或永久性的复视。

④异色、虹膜切除、虹膜缺损、受伤或不透明角膜：使虹膜恢复正常角膜外观。

有以上症状的患者均可佩戴医用美容片，达到辅助视力和美化眼睛的作用。当然具体选择什么颜色、什么规格的美容片建议在医院就诊后决定。佩戴医用美容片后需要定期复诊，以确保可以安全、健康地佩戴美容片。

眼部美容整形有哪些认识误区？

目前，中国已成为全球最大的整形美容市场之一，消费群体约两千万人，美容整形反映了大众社会心理和审美观念的变迁，但依然存在一些眼部美容整形误区。

误区一：倒睫出现时拔掉睫毛就可以了。临床上有一部分患者的倒睫，是眼睑位置异常伴随的倒睫症状。儿童患者常见于先天性睑内翻，老年患者常见于痉挛性睑内翻。睑内翻患者只单纯拔睫毛解决不了根本问题，新长出的睫毛残端更粗硬，对眼睛的损伤更大，病情严重者可造成不可逆的视力损伤。建议行眼睑内翻矫正手术根治倒睫问题。

误区二：埋线双眼皮是"半永久性"的，切开双眼皮是"永久性"的。三点定位双眼皮属于埋线双眼皮，适合眼皮薄，眼皮脂肪少，无明显内眦赘皮，眼睛比较长，眉眼距离比较宽的年轻人，此种术式维持时间与切开双眼皮相当，而且恢复较快，创伤较小，皮肤没有瘢痕，一旦手术失败也可改用其他术式。切开法适合于任何类型、任何年龄的单眼皮者，特别是上眼皮皮肤松弛、上眼睑饱满、有明显内眦赘皮者。瘢痕体质者也可用切开法，这样瘢痕不会出现在眼睑皮肤上。两种术式都不可说是"永久性"的，因为随着年龄的增长，皮肤逐渐衰老和松弛，双眼皮的形态会发生改变甚至被遮盖消失，此时可再次用手术改善。

彩色隐形眼镜应该怎么选？

科学家发明了隐形眼镜，在矫正视力的同时还使眼部美观，尤其是美瞳，起画龙点睛的效果，以至于很多视力正常的人，也会买平光的美瞳来戴。

彩色隐形眼镜常被称为美瞳，属于第三类医疗器械，经营者必须办理医疗器械经营企业许可证，产品必须取得医疗器械产品注册证书。

美瞳采用的夹层技术，俗称"三明治工艺"，美瞳内外层都是镜片，中间是一层颜料，这样可避免染料和角膜的直接接触，佩戴更加舒适。有些染色美瞳，颜料涂在美瞳的内层或外层，直接接触眼睛，会对眼睛产生物理磨损、化学损伤，严重的会造成角膜穿孔，这对眼睛来说，都是灾难性的。劣质的美瞳容易褪色、掉色，色素会对角膜产生刺激，损害角膜健康。同时，劣质的美瞳参数不准确，不能很好地与角膜贴合，也存在镜片的透氧率低等问题，容易引起角膜缺氧，造成感染。

选择合适的美瞳和选择普通的软性隐形眼镜一样，先到医院进行眼部健康检查和参数测量，确定好选用的基弧、直径、度数。同时建议选择周期短的镜片，镜片周期越短越健康，同时可以提供良好的舒适度，适合持久佩戴。在工艺方面，建议选用"三明治工艺"的美瞳，保证眼健康，美瞳的中央透明区应始终大于瞳孔直径，这样才不会影响视野。在美瞳颜色方面，肤色和发色越浅，选择的美瞳颜色就越浅。同时也要注意眼妆和美瞳颜色的协调搭配。

第六章

眼病早发现

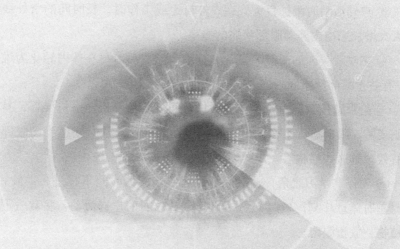

日常生活中如何保护眼睛？

眼睛是心灵的窗户，是人类最重要的感觉器官之一，有90%以上的信息都是通过眼睛来获取的。眼睛是十分娇弱的，有时候一点轻微的擦碰可能就会受伤。幸运的是，双眼的保养十分简便，有时只需一个眨眼就够了。

① 使用电子产品时离屏幕尽量远一点，如手机、平板电脑等，长时间使用电子产品会导致眼疲劳。

② 多眨眼。眨眼是保持眼睛湿润最简单的方法，在看书、看屏幕等长时间用眼时更要注意多眨眼。

③ 户外活动时戴护目镜。在户外行走或工作时，长时间的紫外线照射会大大增加患白内障等眼部疾病的概率。

④ 多吃蔬菜。如胡萝卜富含β胡萝卜素，后者可在体内转化为维生素A，有益于眼部健康。

⑤ 给眼睛按摩。由于工作需要长时间盯着计算机、手机屏幕，易造成眼肌疲劳，眼部血流不畅，出现视物模糊等症状。这时候适当的眼部按摩能有效缓解这些症状。

⑥ 工作、学习之余，抽时间放眼远眺。阅读时间不宜过久，最好在1小时左右休息片刻，2小时后进行10分钟左右的户外活动。多看一下绿色的植物，放松眼睛。

眼睛也会过敏吗？

春暖花开，正是踏青露营的好时光。有些人周末出游后眼睛特别痒、眼红、流泪、喷嚏不断，经过医生一系列检查，诊断为过敏性结膜炎。

什么是过敏性结膜炎呢？过敏性结膜炎是结膜炎的一种，是结膜对外界过敏原刺激产生过敏反应所引起的一类疾病。

常见的过敏原：植物花粉、动物皮毛、柳絮、尘埃、化妆品、眼药水等。

常见类型：季节性过敏性结膜炎、常年性过敏性结膜炎、春季卡他性结膜炎等。

过敏性结膜炎怎么处理呢？

① 远离过敏原。

② 过敏性结膜炎会让患者忍不住揉眼睛或者频繁眨眼睛，揉眼睛会将手上的病毒、细菌带进眼睛，加重炎症反应，而且越揉越痒。

③ 如果奇痒难忍，可以适当冷敷或者冰敷眼睛，缓解瘙痒症状。

④ 可使用抗过敏药物类滴眼液、非甾体抗炎类药物、激素类药物、眼局部血管收缩剂类滴眼液及人工泪液等，但一定要在专业医生指导下用药。

过敏性结膜炎怎么预防呢？

① 如果存在家族过敏史，可以提前通过抗过敏治疗的方式，有效防止身体各个部位出现过敏反应。

② 出门可佩戴口罩和护目镜等防护用品，花粉多的时候尽量减少户外活动。

③ 做好家庭、个人清洁卫生，定期除螨，衣服、被褥等勤洗、勤晒，可使用空气净化器。

④ 过敏体质的患者尽量避免饲养宠物，有宠物的家庭可定期给宠物洗

澡以减少皮屑脱落，清洗和梳毛最好都在室外进行。

⑤ 坚持锻炼，增强体质，保持良好的生活作息及饮食习惯。

⑥ 专业医疗机构给予眼睑除螨治疗。

泪道也会阻塞吗？

泪液对眼睛起着重要的保护和润滑作用。它由泪腺分泌，并通过泪点、泪管和鼻泪管等通道排出。当这些通道受阻时，泪液不能顺利流动，便会引发泪道阻塞。泪道阻塞是一种常见的眼科疾病，主要症状便是眼泪在眼睛里积聚，引发眼部不适和眼泪溢出。时间久了，泪道内便可能会出现带菌的脓性液体，继而造成慢性泪囊炎。

泪道阻塞可分为先天性和后天性两种类型。先天性泪道阻塞通常是由于泪道发育异常，在婴儿中较为常见，表现为眼泪经常溢出或眼睛红肿。后天性泪道阻塞则有多种原因，常见原因包括泪管炎、泪腺炎、鼻窦炎、眼部感染或外伤等。

根据泪道阻塞部位和阻塞程度的不同，适用的治疗方法也是不同的，常见的有：泪道冲洗、泪道造影、泪道探通、泪道置管、鼻腔泪囊吻合术等。

预防泪道阻塞的最佳方法是保持眼部卫生，避免眼部感染的发生。定期清洁眼睛，避免揉搓眼睛，尽量避免共用毛巾和化妆品等物品。对于有泪道阻塞的婴儿，通常建议进行保守治疗，包括经常按摩泪囊区域以促进泪液的排出，用温水清洁眼睛，以及使用抗生素类滴眼液预防感染。大多数情况下，先天性泪道阻塞会在婴儿成长的第一年内自行痊愈。

眼睛长了"余肉"会影响看东西吗？

有些人发现自己黑眼珠上多长了一块肉，不疼不痒，医生仔细检查后，得出结论，这是老年人的常见眼病——翼状胬肉。

翼状胬肉是眼科常见病和多发病，俗称"余肉"，是睑裂部球结膜及结膜下组织发生变性、肥厚、增生，呈三角形向角膜内发展，常波及单眼或双眼，因其形状酷似昆虫的翅膀而得名。一般认为这是因为眼睛受到外界刺激而引起的一种慢性炎症病变，可能与紫外线、烟尘刺激和结膜炎症有关，多见于长期从事户外劳动者，尤其以渔民、农民、海员等多见。遗传因素也是其发病中不可忽视的一个因素，家族成员中有翼状胬肉病史的人较正常人更易患病。营养缺乏、泪液分泌不足、过敏反应及解剖因素等也会引起翼状胬肉。

大多数患者无自觉症状或仅有轻度不适，也可能有异物感或眼睛反复发红。较大的胬肉会引起角膜散光，甚至遮住瞳孔区，严重影响视力。

一般小的静止型胬肉，不影响视力，无须治疗，观察即可。进展型胬肉侵入黑眼球或经常充血引起眼部不适症状，须手术治疗。现在常用的手术方式为胬肉切除和球结膜瓣遮盖术。

总之，预防翼状胬肉，要从病因入手，从日常生活做起，尽量避免烟尘、风沙及强光刺激，注意眼部卫生。另外，有沙眼或其他类型结膜炎的患者，应及时治疗原发病，同时注意保持睡眠充足，生活规律。为了眼睛健康，切勿因为拖延错过了翼状胬肉手术的最佳时机。

成年后近视度数为什么还会增加？

一般认为，随着年龄的增长，青少年成年后眼轴长度逐渐稳定，近视的度数往往也会趋于稳定，但这并不是绝对的。日常生活中，有些人发现眼镜片明明没有磨损，远距离视物却越来越模糊，看前方的路牌、指示灯甚至会有不清楚的情况出现，到医院检查发现度数增加了，他们不禁产生这样的疑问：成年后为什么近视度数还会增加？

成年后度数还会增长有以下几点原因。

① 近视后不戴眼镜或者佩戴不适合的眼镜。一部分人一开始存在错误的观念，认为眼镜度数越低越好，殊不知，佩戴不适合的眼镜，久而久之眼睛会越来越疲劳。还有的人眼镜没有做好日常的护理，镜片磨损严重，造成了视物不清、眼疲劳的症状。除此之外，由于验光技术的原因，部分人眼镜的镜片度数、散光轴向、瞳距等测量结果并不准确，也会造成佩戴的眼镜不合适的情况，引起度数增加。

② 不良的用眼习惯。随着电子产品的使用时间不断增加，高强度的用眼、熬夜、躺着看手机，视疲劳情况越来越常见。视疲劳会导致睫状肌的痉挛，发生调节性近视及假性近视，这类患者平时改变用眼习惯往往可以恢复视力。还有一些患者平时不注意用眼卫生，出现眼部的其他问题，比如结膜炎、干眼症等，则须前往眼病专科及时诊疗。

③ 屈光度数病理性增加。随着年龄的增长、身体素质的下降，有些疾病会促使视力下降。比如，糖尿病引起晶状体屈光度改变、早期白内障、青光眼等，都是影响视力的潜在因素，需要特别警惕。病理性近视是高度近视的一种，进展快、眼轴不断增长、视力不易矫正，严重的眼底病变会对视力造成永久性损伤。如果近视度数本身就超过600度，检查后发现近视度数增长过快，必须完善眼底相关检查并采取相关措施。

医生提醒，成年后近视度数也有增加的可能，我们可以通过改善用眼习惯、增加户外活动、注意饮食和生活方式来保持视力的稳定。想要保持眼健康，定期进行视力筛查是关键，建议每半年到一年进行一次眼健康检查，及时发现各种眼部问题，早发现早治疗。

春季常见的眼部疾病有哪些？

春暖花开，大地复苏，病毒、细菌开始大肆繁殖，春季也是眼部疾病的高发期。那么春季眼睛易患哪些眼部疾病呢？

春季天气干燥，气流活动强，温度回升，加速了泪液的蒸发。干眼症常常发生在这个季节。干眼症最常见的症状是眼睛干涩、异物感、烧灼感，偶有眼痒、眼红、眼睑沉重感、畏光、视物模糊、视力波动、视疲劳及不能耐受有烟尘的环境等。

春季百花齐放，常见过敏原有植物花粉、动物皮毛、特殊气味、空气污染、螨虫、滴眼液等。儿童是春季过敏性结膜炎的高发人群，发病时眼睛发痒、疼痛、异物感、烧灼感、流泪、分泌物增多。

角膜、结膜异物全年均可发生，春季风沙大、尘土多，稍有不慎这些小异物极易钻进眼内。一旦沙土入眼，就会有异物感并伴有疼痛、畏光、流泪，处理不当还可引发角膜炎、结膜炎，甚至失明。

春季是眼部疾病的高发期。所以，在这个季节采取相应的措施来防范各种眼疾的发生就变得十分重要。

夏季天气闷热，谨防青光眼发作！

夏季天气闷热，持续的高温天气容易引发情绪障碍，很容易导致某些疾病的发作，青光眼便是其中之一。

青光眼是老年人常见的多发性眼病，在我国是排名第一的致盲性眼病，其中闭角型青光眼在老年人群中更为常见，尤其是老年女性群体中。患者常会在劳累、情绪波动、计算机前久坐、长时间阅读、看手机后出现眼疼痛、视物模糊、眼睛酸胀等的症状，在天气骤变等恶劣天气时更容易发病。患者在青光眼早期和小发作期若能及时就诊，可通过创伤很小的激光虹膜周切术进行预防，而一旦进入大发作期和慢性期，只能通过手术治疗。

青光眼是不可逆的致盲性眼病，需要引起足够的重视。如果有眼睛胀痛、看灯泡时出现彩色的光环、看不清等青光眼早期症状，要及时到医院就诊，早诊断、早治疗。青光眼是有遗传性的，因此家族中有其他亲属患有青光眼的人群，以及40岁以上的人群都建议到医院进行青光眼相关检查。

秋季眼部疾病多发，哪些情况要多注意？

秋天来了，许多疾病也随之而来。秋季是一年四季中温差较大、气候较多变的季节，许多病毒、细菌及过敏原引起的疾病在这个季节多发，所以一些眼部疾病在秋季很容易产生或复发。

① 过敏性结膜炎。对于过敏人群，秋季环境中的过敏原会大量增多，

导致过敏性结膜炎的发生或复发。过敏性眼病症状多为眼痒、眼红、频繁眨眼、异物感、畏光流泪等。患者应该了解自己对哪种物质敏感,尽量避免食用或接触这类物质。如果不清楚自己对哪种物质过敏可去医院检查过敏原。

② 干眼症。干眼症通常表现为眼睛干涩、疲倦、有异物感、灼热感、畏光、对外界刺激很敏感、暂时性的视力模糊。秋天天气干燥、多风,这会大大增加干眼症的发病概率。干眼症最好的预防方法就是让眼睛多休息,避免超长时间用眼,多吃水果、蔬菜,增加维生素的摄入,也可以适当使用一些滴眼液,如人工泪液等来缓解眼疲劳的症状。

③ 病毒性角膜炎。该病表现为着凉后出现眼睛充血红肿、眼痛、畏光、流泪,还可能出现视物模糊、视力下降。病毒性角膜炎容易反复发作,严重者可能会导致失明。患者发现自己有类似症状后可去医院检查,早发现,早治疗,遵医嘱坚持用药。

④ 红眼病。红眼病经常在幼儿园、学校等人流量大的地方广泛传播。该病是通过接触传染的,如接触患者用过的毛巾、门把手或公共游泳池的水被病菌污染等。要注意在接触这些公共设施之后及时洗手,不要用手揉眼睛。

儿童会患白内障吗?

白内障可以发生在多种情况下,比如外伤性白内障、糖尿病性白内障、高度近视引起的并发性白内障。此外,还有一种出生前后即已存在,或在儿童期内罹患的先天性白内障,为儿童白瞳症的一种。严重的先天性白内障因形觉剥夺而逐渐影响视力,造成儿童失明或弱视,是新生儿时期发病率最高的儿童眼盲症,发病率约为4‰,约占新生儿眼盲的30%。

如果在视觉发展的关键时期,先天性白内障没有严重影响视力,儿童视功能虽然受到影响但未形成弱视,那么成年后手术效果还是可以很理想的。但是大多数类型的先天性白内障都会造成形觉剥夺,如果未引起家长的足够重视,不及时解除形觉剥夺,造成弱视,即使接受了白内障手术,晶状体混浊造成的视力损害也不能恢复。术后需要定期到医院复查,因为在儿童时期眼睛的屈光状态是在不断改变的,往往需要配一副合适的框架眼镜。

医生建议:早期发现,早期诊断,早期治疗,这样才不会错过先天性白内障的最佳治疗时机。

眼睛会有裂孔吗?

视网膜裂孔是视网膜神经感觉层的局部发生了全层性缺损,引发孔源性视网膜脱离,是视网膜和玻璃体两种组织变性共同作用的结果,是一种严重影响视力的眼部疾病。

视网膜裂孔高发人群包括高度近视患者、老年人和眼外伤患者。视网膜裂孔发生时,大多数患者无症状,往往是因为其他眼病在眼科就诊或是做近视激光矫正术前,通过散瞳眼底检查而发现患有视网膜裂孔。部分患者眼前有黑点或黑影飘动突然增多,伴或不伴闪光感。而当视网膜裂孔合并视网膜脱离时,会出现明显的视力下降,眼前的某个方位会有固定的黑影,如幕布样遮挡。

由于高度近视患者是视网膜裂孔的高发人群,医生建议患者定期散大瞳孔检查眼底。另外,因眼部不适就诊的患者配合医生进行全面眼部检查,也是发现视网膜裂孔的有效手段。在眼底检查中发现有视网膜变性的患者,也是视网膜裂孔的高危人群,建议根据病情密切随访,必要时给予视网膜激光光凝术治疗封闭裂孔。

眼睛内竟然长结石？

听说过胆结石、肾结石，眼睛里竟然也能长结石，而且是在泪小管内。泪小管结石多由泪小管炎引起。

泪小管炎是泪小管的慢性炎症性疾病，多发于中老年女性，以下泪小管炎多见。临床上分为脓性、沙眼性、真菌性泪小管炎，多由沙眼衣原体、放线菌、白色念珠菌或曲霉感染引起。临床表现为长期有脓性分泌物、流泪、异物感，挤压泪小管会看到脓性分泌物返流，泪小点红肿、凸起，泪小管周围皮肤红肿。通常泪小管炎多伴有泪小管结石，结石多由局部坏死组织、真菌或菌丝钙化而成。部分患者通过彩色多普勒超声检查可显示泪小管扩张及管腔内高回声影。

泪小管炎临床上并不多见，发病率低，仅占泪器疾病的2%，临床表现不够典型，与结膜炎、泪囊炎相近，极易混淆，因此易误诊为角膜炎、结膜炎、干眼症、慢性泪囊炎、睑板腺炎等。

泪小管炎的治疗，一般根据泪道分泌物的细菌和真菌培养结果采取药物保守治疗，当泪小管炎伴有结石阻塞，可给予直接挤压治疗、泪小管探查刮除术或泪小管切开并取出结石，都是有效的治疗方法。

泪小管炎的治疗不是一蹴而就的，疗程较长，需要很长时间的随访治疗，千万不要在症状好转后就自行中断治疗，以免引起病情反复。目前尚无特殊的预防方法，平日里多注意眼部卫生即可，比如勿用脏手揉眼。

急性结膜炎会传染吗？该如何预防？

正常情况下，眼结膜具有一定防护能力，但当防护能力减弱或外界致病因素增加时，将引起结膜组织炎症发生，这种炎症统称为结膜炎。按病程可分为超急性、急性、亚急性、慢性结膜炎，主要由细菌或病毒引起，以春秋两季为甚，有传染性，主要是通过接触传染。

急性结膜炎临床特点是发病急、发展快、病程短，发病时间从几小时到几天不等，双眼同时或相隔1~2天发病，发病3~4天病况达到高峰后逐渐减轻，病程少于3周。眼部有明显的刺激症状，如流泪、异物感、烧灼感等，眼睑、结膜高度充血水肿，有大量的黏液或黏脓性结膜分泌物。

急性结膜炎治疗以局部点施眼药为主，常用各种抗生素及抗病毒类滴眼液，病情严重者要全身使用药物治疗。注意隔离，避免交叉感染，保持眼部的开放和清洁，不要包扎患病的眼睛，防止病情加重。

急性结膜炎具有很强的传染性，可造成广泛流行，故应注意个人卫生，特别是眼部的卫生。用过的毛巾、手帕等个人用品要每日用开水烫洗。生活用品勿与周围人员共用，切断传播途径。

孩子频繁眨眼怎么办？

一些孩子经常眨眼睛、揉眼睛，家长怀疑孩子是不是有抽动症，带孩子去看神经内科，被告知孩子神经方面没有问题。眼科门诊检查发现，有些孩子睑结膜面出现大而扁平的乳头，呈铺石路样改变，上方角膜缘附近可见污红色胶样增生，被确诊为春季过敏性结膜炎，用药一周后复查，基本恢复正常。

春季过敏性结膜炎常发生在春暖花开之时，但在季节交替时也会出现，常见发病人群为患有其他变应性疾病的人群，如哮喘、湿疹等，而儿童、青少年中男性发病率相对较高。当人体接触了过敏原后可表现为接触部位的不适，眼、鼻、皮肤暴露在外，直接接触过敏原，所以首当其冲受累。

过敏人群应当尽量远离花粉等过敏原，这是最有效的预防方法。外出赏花时，尽量避免连续晴天及起风天，出门前最好戴上口罩和眼镜，这对阻挡一部分花粉可以起到很好的作用；回家后立刻脱掉外套，用流水洗手洗脸，冲掉皮肤上的花粉，过敏体质的人最好不要去草木繁盛的地方。

春季外出，做到不要用手去揉眼睛，勤洗手。如果出现眼睛痒、流泪、畏光等症状，千万不要用手揉眼睛！频繁揉眼睛会擦伤角膜上皮，导致角膜上皮脱落，严重者甚至会影响视力！

如果眼睛出现不舒服，不建议自行在药店购买眼药水。如果是过敏性结膜炎，普通眼药水起不了太大作用，甚至会因为长期错误治疗导致眼睛其他疾病出现。下表中为眼部常用的抗过敏药物，可在医生的指导下使用。

一旦出现上述症状，应及时前往就近的医院就诊，也可以暂时用冷毛巾或冷水袋冷敷眼部，以此缓解眼部瘙痒、红肿的症状，减轻痛苦。

眼部常用的抗过敏药物

药物类型	药物名称	用药注意事项
肥大细胞稳定剂	洛度沙胺、吡嘧司特钾、色甘酸钠、酮替芬	起效较慢，通常需要一周左右的时间；一般为预防性用药或维持治疗效果
抗组胺药	依美斯汀、氮卓斯汀等	起效快，与肥大细胞稳定剂联合使用效果更好
双重作用的药物	奥洛他定等	本品既有稳定肥大细胞作用又有抗组胺作用，应避免重复用药
糖皮质激素类药物	泼尼松龙、氟米龙等	抗过敏作用强于其他药物，可在其他药物治疗无效情况下使用；只能短期使用，长期使用可能引起激素性青光眼、白内障、继发眼部感染等

眼球也能打针吗？

随着眼内注射药品纳入医保，眼内注药开始被更多的患者及家属所了解。但一听说向眼球内打针，仍有许多患者及家属感到十分恐惧。

什么是眼内注药术？眼内注药术又称为玻璃体腔注药术，其优点在于相比于普通的口服药物或者静脉药物，注射后局部的药物浓度更高，效果更具有部位特异性，同时全身的副作用较小。

向眼球内打针疼不疼？玻璃体腔注药术为表面麻醉手术，手术前点麻醉眼药水即可，注药过程只有几秒钟，无明显疼痛感。

常用的眼内注射药物有哪些？

目前最常用的眼内注射药物有以下两大类。

① 抗血管内皮生长因子（vascular erdothelial growth factor，VEGF）药物。多种原因引起的视网膜病变会导致视网膜新血管增生，新生血管导致黄斑出血、黄斑水肿等，会影响视力。VEGF 是新生血管生成的重要因子，因此可以采用玻璃体腔注射抗 VEGF 药物消除新生血管、减轻黄斑水肿。

② 激素类药物。眼内炎症也可以引起黄斑水肿、影响视力，眼内注射激素类药物能够减轻眼内炎症，促进黄斑水肿消退。

手机怎样用才会降低其对视力的损害？

当下，手机已经人人必备，聊天、购物、刷朋友圈……但是，长时间用手机会给眼睛带来伤害，如眼睛干涩、视力模糊，甚至引发眼疾。

因此，可以通过改变使用手机的方式来降低视力损害。

① 将字体变大。使用手机的时候，盯着小小屏幕打字，时间一长就会不舒服，尤其对40岁以上的人群来说。建议把字体变大。大家可以根据自己手机的实际情况来调整字体大小。字体变大后，眼睛轻松多了！

② 使用"护眼绿"背景。白色屏幕对眼的刺激较大，相比白色背景而言，墨绿色背景对眼睛刺激较小，能更有效减少对眼睛的伤害。

③ 听文章。目前，不少小程序、公众号都带有听文章的功能，让你无论在做什么，都能利用耳朵阅读，减少用眼时间。

即使改变了使用手机的方式，也不要超负荷用眼。眼睛是需要保养的，缓解视疲劳最好的方式就是闭眼休息。

眼内硅油多长时间取出合适？

什么是硅油眼？根据病情的需要，玻璃体切除术后填充医用硅油的眼球，称为硅油眼，多见于视网膜脱离及增殖性糖尿病性视网膜病变等。

硅油对于眼球来说是异物，眼睛对硅油会产生一定的排斥反应，比如硅油乳化。硅油一旦乳化，首先会导致眼内出现大量的硅油滴，增加了取硅油的难度。其次，乳化的硅油容易堵塞房角，继发青光眼，而且对于有

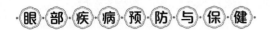

晶状体眼者可以引起白内障，对于无晶状体眼的部分患者可以导致角膜变性。

一般情况下，眼内硅油要3~6个月取出或者更换，但具体还要看眼底的恢复情况。视网膜复位良好的情况下，要及时手术取出。但是对于一些少见的情况，比如多次复发的陈旧性视网膜脱离，一旦硅油取出，视网膜有可能再次脱离，进而导致眼球萎缩。在这种情况下，硅油可能需要在眼内存留较长时间或选择其他治疗方案。

为什么高度近视合并青光眼容易被忽视？

高度近视人群伴有青光眼的概率是正常人群的5~7倍，青光眼患者近视发病率高于非青光眼人群。有研究认为，高度近视是青光眼发病的危险因素，但是二者相互影响的机制尚不完全清楚。大量的研究表明，高度近视在流行病学特征、临床表现和致病机制等方面与青光眼密切相关，它们既相互独立又广泛关联。有研究认为，高度近视本质上便是一种慢性的潜行性青光眼，可能是一种疾病在同一个体上的不同表现或不同阶段。不论高度近视与青光眼的关系如何，它们都严重影响了患者的视觉功能，疾病早期两者在鉴别、诊断和治疗上都十分困难。

临床上，青光眼发病隐匿、进展缓慢，早期眼压并不太高，病程发展过程中，眼压慢性升高，但眼睛同时也产生耐受，甚至眼压一直在正常范围，而且对视功能的影响又是从周边开始，日常生活没有明显症状，常常容易被忽视，等到患者自觉异常或者因其他疾病就医而偶然发现时，常常已到晚期，所以危险性非常大。而高度近视的患者，自觉视力差且会进行性减退，即使合并开角型青光眼，也往往把视野的缺损和视力减退归因于高度近视，不易发现青光眼的病变。患者可以同时患有这几种疾病。高度近视并发的白内障可以手术复明，而并发青光眼，若没有给予有效的治疗，往往会给视力带来不可逆的损害，导致视力无法恢复。因此，对于高度近视患者，需要尽早明确诊断，排除青光眼的隐患。

眼睛也会中风吗？

大家可能都知道脑中风，就是大脑内的血管堵塞引起脑梗死，或者血管破裂引起脑出血，最终导致大脑功能障碍，殊不知眼睛也会"中风"，引起视力下降甚至失明。视网膜血管阻塞，即"眼中风"，是视网膜动脉或静脉发生阻塞，造成视网膜高度贫血或出血状态。这种情况多由于血管痉挛或由栓子（血栓）堵塞管腔引起，主要与动脉硬化、高血压等疾病有关。

视网膜血管阻塞的症状包括突然的视力丧失、视力下降、视物变形、眼前有黑影飘动、视野缺损等。如果病情严重，还可能导致头痛。

视网膜血管阻塞需要根据具体原因进行针对性治疗。如果是由高血压、糖尿病等疾病引起的，需要积极治疗原发病，以控制病情。同时，可以采用药物治疗、手术治疗等方法来缓解视网膜血管阻塞的症状。

在药物治疗方面，可以使用扩张血管药物，如吸入亚硝酸异戊酯或舌下含服硝酸甘油等来扩张血管，改善血液循环。此外，还可以使用抗凝剂、活血化瘀类中药等药物来预防血栓再次形成。

在手术治疗方面，可以采用前房穿刺术等方法来缓解症状。如果病情需要，可进行全视网膜光凝术或部分视网膜光凝术等治疗。

需要注意的是，视网膜动脉阻塞是一种严重的眼科疾病，需要在发病90分钟内及时就医。提醒各位中老年朋友们，如果单眼出现视力下降、视物变形或局部视野缺损等症状，特别是有高血压或高血脂等高危因素的人群，要进行颈动脉超声多普勒检查，排除颈内动脉粥样斑块形成的可能，一定要注意检查眼睛是否出现了"中风"的问题。一旦确诊，需要尽早治疗，以免影响视力恢复。

你会滴眼药水吗？

很多人认为滴眼药水很简单，殊不知有很多细节需要注意。滴眼药水方法不对或者时间不对，眼药水的作用都会大打折扣，甚至对眼睛有害，所以学会如何滴眼药水很重要。

① 掌握正确的滴眼药水步骤：洗净双手；取卧位或者坐位，头后仰，眼睛睁开往上看，食指将下眼皮下拉，使下眼皮和眼球间形成一个"V"字形囊袋；将药水滴到囊袋内，然后闭眼，轻按内眼角约3分钟，防止药水流失或全身吸收引起不良反应，注意瓶口不要接触睫毛或眼皮。

② 多种眼药水同时使用须间隔5~10分钟。

③ 眼药水拆封后通常使用4周（部分药品限用一周或两周）。一旦眼药水出现原本没有的沉淀或变色，请停止使用。

④ 每天的用药次数需要间隔开，如一日3次，分成早、中、晚使用；一日4次，分成早、中、晚、睡前使用。

⑤ 关注用药注意事项，有些眼药水用之前需要充分摇匀，另外分支装的眼药水因不含防腐剂要当天滴完等。有的眼药水，如硫酸阿托品凝胶用后要注意多喝水，少看近处，减少户外活动，戴太阳镜等。

掌握滴眼药水的正确方法，科学用药才能事半功倍，更好地保护我们眼睛。

乱用眼药水，竟患上青光眼？

现在的上班族每天长期盯着计算机、手机等电子产品，很多人会出现眼睛干涩、疼痛等症状。有些网红眼药水，据说可以让眼睛很舒服，具有改善眼睛干涩、疼痛等功能。这些眼药水刚开始用真的很有效，觉得眼睛特别舒服。渐渐地，眼睛对眼药水越来越依赖，甚至一天要滴上好几次。一段时间后，视力开始下降，看东西模糊，经常眼红、眼痛，虽然在滴眼药水后有所缓解，但症状很快又加重。

一些这样的患者被诊断为激素性青光眼，不及时治疗很可能会失明。什么是激素性青光眼？激素性青光眼是指全身或局部使用激素类药物而引起眼压升高，继而发生青光眼。具体表现为逐渐的视野缺损、视力下降，最后由于长期高眼压压迫，视神经逐渐萎缩，严重者将导致失明。

激素性青光眼早期较为隐匿，没有明显症状，中晚期才会感觉有轻微头痛、眼痛、视物模糊及虹视等，休息后可自行消失，常容易被误认为视疲劳，往往到晚期视力、视野有显著损害时才被发现。大多数激素性青光眼患者停用药物后，短期内眼压能够控制，但部分激素性青光眼患者可能需要终身用药或手术治疗才能控制眼压。

激素类眼药水尽管具有较好的抗炎、止痒、缓解充血等效果，但这类眼药水是有一定危险性的。如果使用不当，有可能会引起视力损伤，导致眼压升高甚至发展成青光眼。在现实生活中，缺乏医疗常识的人会误以为眼药水不同于口服药物、注射针剂，不需要遵从医嘱，便自行到药店购买，甚至还有很多人选择从国外代购"网红眼药水"，在国内销售，对购买者的视力健康造成隐形的威胁。

常见激素类眼药水有很多，如妥布霉素地塞米松滴眼液及眼药膏、氟米龙滴眼液、醋酸泼尼松龙滴眼液、氯替泼诺混悬滴眼液等。特别要注意带有"松"字的眼药水，如可的松、泼尼松、泼尼松龙、地塞米松、倍他米松等均属于激素类眼药水。

如因病情需要使用激素类眼药水，须注意以下三点：

① 谨遵医嘱，务必严格按照医生的说明来使用眼药水；

② 不要因为药效好而自行购买，并长期使用；

③ 如果需要局部长期使用激素类眼药水，在用药期间一定要密切观察眼压，并且定期去医院检查眼压。

值得一提的是，对激素类眼药水敏感程度较高的人群更应格外注意，如儿童、高度近视患者、有青光眼家族病史者等，需要避免使用激素类眼药水。如果不得不使用激素类眼药水，应选择几乎不升高眼压的药物，但仍需谨慎使用。

眼药水打开半年后还能用吗？

眼药水一旦过期或打开后超过推荐使用期限，药物中的有效成分就会发生化学变化，其有效性也就丧失了。过期的眼药水可能会被细菌污染，使用后，眼睛容易发生感染，易形成结膜炎、角膜炎、角膜溃疡等病变。有些眼药水中含有防腐剂，长期使用会对眼表造成一定的损伤，导致出现眼干、烧灼感等症状。因此，过期的眼药水及开盖后4周的眼药水，都不建议再继续使用。有一些眼药水或眼药膏开盖后使用期限不同，会在说明书中明确标注，比如某种人工泪液开盖后可使用期限为12周，大多数生物制剂类眼药水开盖后可使用期限为1周，具体有效期应该参考说明书或者咨询医生或药师。

眼睛内也会有螨虫吗？

寄居在皮肤上的螨虫所引起的常见皮肤病，包括脂溢性皮炎、痤疮、酒糟鼻、口周皮疹等，但眼睛内也会有螨虫。

眼睛内的螨虫称为蠕形螨，它们以皮屑、皮脂为主要食物，而睫毛的毛囊和皮脂腺是"油水"最为旺盛的地方，所以就成了蠕形螨繁殖的理想之地。当寄居的蠕形螨达到一定数量时，它们的代谢物、排泄物及死亡遗体不能及时排出腺体外，造成睑板腺堵塞，从而引起蠕形螨感染性睑缘炎。

老年人、养宠物和经常化眼妆的人都是此类病症的高发人群，如果出现了眼痒、眼红、异物感、眼干、分泌物增多、睫毛根部丘状结痂或套袖样结痂、反复睫毛脱落、倒睫、睫毛鳞屑增多等症状时，就要警惕了！

确诊为蠕形螨感染性睑缘炎后，可通过深度清洁、茶树精油除螨、睑板腺理疗及按摩、IPL 治疗等方式，彻底杀死螨虫并解决其并发症。

如何预防螨虫感染？

① 蠕形螨对温度变化比较敏感，温度在 0 ℃ 以下或 37 ℃ 以上时不利于其生存，54 ℃ 时即可致其死亡。58 ℃ 为有效灭螨的温度。

② 蠕形螨以人体表掉下来的皮屑、皮脂等为生，与身体接触密切的物品，如毛巾、枕头、床单、被套等散落着许多皮屑和皮脂，因此要定期进行高温消毒灭螨。

③ 蠕形螨感染具有传染性，日常生活应避免与被蠕形螨感染的患者接

触，不与他人共用毛巾等。

④ 在治疗过程中，要对内衣加热灭螨，温度设定在 60 ℃左右，维持 5 分钟。

⑤ "一方水土养一方螨虫"，外出旅游时，可携带一块自己常用的干净枕巾，睡觉时铺在宾馆的枕头上。

⑥ 家有宠物，记得勤洗手，改掉用手揉眼的坏习惯。

定期眼部检查，谨防青光眼！

有些类型的青光眼症状是不明显的，只是表现为眼睛酸胀，甚至完全没有感觉，但视神经的损害已经发生，如果不引起重视的话，视力就会下降，甚至失明。相较于白内障来说，青光眼导致的视力丧失是不可逆的，即视力下降或失明后不可恢复。

青光眼有一定的遗传性，如果直系亲属（如祖父母、父母、兄弟姐妹等）中有青光眼患者，那么自己就有患青光眼的可能，建议定期到医院做眼部检查，尤其是 40 岁以上的人群。另外，高度近视及高度远视也是青光眼的易感人群。青光眼的检查项目几乎都是无损伤的，因此即使没有以上情况，每年一次的眼部检查对于及早发现青光眼等眼科疾病也是非常必要的。

确诊青光眼需要做的检查包括眼压检查、眼底照相、房角镜检查、视野检查、24 小时眼压监测等。一般来讲，青光眼不好预防，只能做到早发现，早诊断，早治疗。

年轻人也会患上飞蚊症？

调查发现，飞蚊症已不再是老年人的"专利"，随着电子产品的过度使用，飞蚊症的发生更加倾向于低龄化。

飞蚊症一般是由玻璃体变性引起的，是一种眼睛自然老化的现象，即随着年龄增加，玻璃体会"液化"，产生一些混浊物。因而，飞蚊症正式的名称是玻璃体混浊，或玻璃体漂浮物。患者眼前会出现黑点，并且黑点会随着眼球的转动而飞来飞去，好像飞蚊一般，其形状有圆形、椭圆形、点状、线状等。

飞蚊症可长时间存在，终年不变，但不影响视力，也没有眼部器质性病变，临床上没有实际意义，不必顾虑。有些老年人眼前突然出现一两个黑影而不伴有其他症状，往往是由玻璃体混浊引起，一般也没有多大危害。

但如出现以下情况，如眼前漂浮物突然增加，同时伴有闪光感，眼前暗色阴影或帘幕遮挡、视物困难及眼睛疼痛，要立即就医。

这些症状同时出现，可能是眼底视网膜脱离的先兆，应进一步详细检查眼底，及时治疗，挽救视力。

什么是眼压？

在日常生活中，很多人会经常测量血压，并关注它的变化，但人们对眼压的了解相对较少。眼压是指眼球内容物作用于眼球壁及内容物之间相互作用的压力，正常人的眼压会稳定在一定的范围内，一般是 10～21 mmHg，眼压 >24 mmHg 为高眼压，眼压 <8 mmHg 为低眼压。眼压过高或过低都会对视力有损害，特别是眼压过高的时候，更要注意！

眼压高一般会出现两种后果。第一是眼压过高直接导致青光眼。第二是高眼压症，即眼压略高于正常数值（24 mmHg < 眼压 < 30 mmHg），虽然对视神经和视野的损害较小，相对安全，但如果不重视并及时检查，也有可能发展为青光眼。

眼压升高，常有恶心呕吐、头痛脑胀、视野变窄、视力下降等症状。测量眼压一般可以用指测法或者利用眼压计进行测量。指测法可以粗略地判断眼压是否正常。当感觉自己眼压可能较高时，可以前往就近医院用眼压计检查自己的眼压。

正常眼压就绝对安全吗？

眼压是青光眼患者可以控制、定量测量的独立危险因素。青光眼治疗的关键是控制眼压，青光眼患者需要全面、准确、完整地理解眼压。

一般来说，眼压在 10～21 mmHg 范围内都属于正常眼压。那么就有患者感到疑惑，是否把眼压控制在正常范围内，就可以高枕无忧了呢？其实不然,有些青光眼患者的眼压一直都在正常眼压范围内,但视神经纤维层损害和视野缺损一直在进行性发展。故青光眼患者不应只满足于把眼压控制在正常范围,而应设定个体化的目标眼压,把眼压控制在目标范围内。

设定青光眼患者的目标眼压应充分考虑以下几点。

① 强调个体化诊治,充分考虑疾病的严重程度、眼压高低,患者的期望寿命、生活方式与生活质量,患者是否有青光眼家族病史、是否有高度近视。

② 考虑年龄因素,年龄较小的青光眼患者,目标眼压应该较低;年龄大的青光眼患者,目标眼压应该较高。

③ 患者是否有糖尿病、高血压、偏头痛、雷诺综合征、睡眠窒息症等病症。

④ 需要考虑患者的体质和生活地区差异。

⑤ 在设定目标眼压时,不应过分改变生活方式与降低生活质量。

由于个体差异及其他影响因素,不同患者目标眼压值不同,同一患者不同病期目标眼压值也不同,应及时做好调整。

眼前出现固定幕布样遮挡,是视网膜脱离吗?

通常,视网膜被称为"眼底",有人说它像照相机的底片,有人将它比喻成镜子后面的水银涂层,无论哪种说法,都形象地说明了视网膜负责成像的重要性。视网膜结构及生理功能复杂,简单地说,视网膜由两部分组成,而且这两部分不是长在一起,而是贴在一起的,它们之间有间隙存在,临床上的视网膜脱离就是这两部分分离的结果。

视网膜脱离有哪些表现?部分患者发病早期眼前有闪光感,飘动黑影增多。多数突然发病的患者表现为视力下降,视物遮挡,黑影位置固定像幕布一样。视网膜脱离多见于高度近视眼、老年人、无晶状体眼、眼外伤等。视网膜脱离又分为孔源性、牵拉性及渗出性三种类型,前两种视网膜脱离通常需要手术治疗,渗出性视网膜脱离须针对原发病进行治疗。

总之,发生视网膜脱离不必过分紧张,尽早治疗即可。现在手术技术越来越成熟,微创技术的发展使视网膜脱离手术成功率不断提高,预后更好。

如何预防糖尿病性视网膜病变?

糖尿病患者一定要定期检查视力及眼底。眼底检查的间隔时间视眼底病变的有无及病变的轻重而定,如果眼底检查发现有渗出物、水肿和出血等视网膜病变的情况,应每2~3月随访1次并及时治疗,可以最大限度地保存视功能。

目前,预防糖尿病性视网膜病变控制血糖是关键。糖尿病患者须注意以下几点。

① 戒烟忌酒,饮食要清淡,少吃辛辣、刺激和高脂肪的食品;

② 适当锻炼,但要避免剧烈运动;

③ 脑力劳动者要注意用眼卫生,避免长时间阅读、使用计算机等,减少视疲劳,从而尽量延缓糖尿病性视网膜病变的出现。

糖尿病性视网膜病变并不可怕,它是一种可防可治的疾病,早预防、早诊断、早治疗能有效延缓疾病的进展。糖尿病患者如果出现视物模糊等症状时应及时去眼科诊治。如果血糖等指标不达标,需要及时到内分泌科对症治疗。

第七章

角膜塑形镜

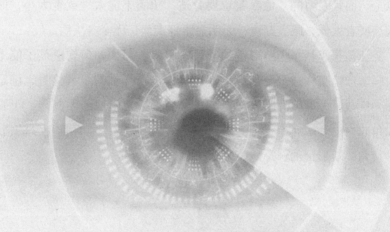

哪些孩子适合验配角膜塑形镜呢？

角膜塑形镜是一种特殊的隐形眼镜，于夜间佩戴，早上取镜后白天视力可保持正常，不需要额外再戴框架眼镜。角膜塑形镜除了有"提高裸眼视力"这种独特的优势外，还可以延缓近视度数的增加速度，所以在临床上主要用于青少年近视控制。

哪些人比较适合角膜塑形镜呢？首先，近视度数不能过高，一般在100~500度之间比较好，并且散光在200度之内。其次，近视增加速度每年在50度以上，家长和孩子都有近视控制和戴角膜塑形镜的意愿。孩子在8周岁以上，而且眼睛的其他参数也要合适，角膜不能太大或者太小，曲率不能太高或者太低，眼表健康，无明显眼部疾病，无全身疾病。

想让孩子佩戴角膜塑形镜的家长有很多，那么如何知道孩子能不能验配角膜塑形镜呢？这需要到眼科专业机构进行详细的眼科检查，确定患者的屈光度数，做裂隙灯眼表检查，角膜曲率、角膜地形图测量，干眼的分析，角膜内皮和眼底检查等一系列项目检查。在这些指标都正常的情况下，再进行角膜塑形镜的选择、验配和试戴。

角膜塑形镜、硬性角膜接触镜有何不同？

隐形眼镜分软镜、硬镜两个系列。硬镜的材质较硬，相对于软镜，硬镜还有其他特点，如透氧性更高，更容易清洗，能矫正更高的屈光度等。佩戴率最高的硬镜主要有角膜塑形镜和角膜接触镜。

第七章 角膜塑形镜

角膜塑形镜与角膜接触镜的区别如下。

角膜塑形镜：主要是夜晚佩戴，一般佩戴8～10小时，通过泪液、眼睑和角膜的共同作用，逐步改变角膜曲率，提升视力，长期佩戴可有效延缓和控制近视度数增长。

角膜接触镜：需要白天佩戴，晚上取下镜片。

角膜塑形镜：采用反几何设计，可以达到塑形角膜，提高裸眼视力，造成周边立焦的效果。角膜塑形镜本身没有度数，但是能使角膜改变，从而改变其屈光度，有效地控制近视的发展。

角膜接触镜：镜片本身存在度数，佩戴者戴镜后才能达到视物清楚，角膜接触镜靠一层液体吸附在角膜上，不对角膜造成压迫或塑形，所以摘镜后还需要戴框架眼镜才能看清楚。

两种眼镜的佩戴人群不同，具体情况如下。

角膜塑形镜：8周岁以上的近视患者；近视度数增加较快者，每年增加超过75度；10岁以前发生近视的青少年或12岁以前近视超过300度的患者；双眼近视度数相差超过200度的患者或单眼近视患者；父母均近视的儿童，或者有高度近视家族病史者等；白天不愿意戴镜也不愿意做激光手术的近视患者或不符合手术条件的患者；喜好运动并且戴框架眼镜不方便者；升学、就业体检需要提高裸眼视力者；近视500度之内，散光200度之内的患者；卫生习惯较好，依从性好，能按时复查的患者。

角膜接触镜：中度到高度屈光不正的患者，如高度近视，超高度近视，高度远视，高度散光等；一些因外伤或手术疾病等造成的不规则角膜散光，角膜接触镜是最好的选择；圆锥角膜等角膜变性疾病以及角膜瘢痕所致的高度不规则散光；眼外伤、白内障术后无晶状体、无虹膜症者；角膜屈光手术后及角膜移植手术后屈光异常者；长期佩戴软性接触镜出现严重缺氧反应，或引发巨乳头性结膜炎而无法放弃接触镜者；不在酸性或碱性及尘雾环境工作的人群。

孩子 8 岁时近视，需不需要配角膜塑形镜？

经常听家长这样说："孩子近视没关系，长大以后做手术就可以解决了。"这种说法合理吗？结合实际来说，近视眼手术确实可以帮助近视眼患者恢复正常视力。但是一旦成为高度近视，眼部就有了病理改变，而这些问题是近视眼手术无法解决的。

研究表明，角膜塑形镜可平均减慢 50% 的近视发展速度，如果孩子 8 岁近视后开始戴角膜塑形镜，在 18 岁眼轴稳定时，眼轴长度至少可以减少 1 mm，即近视差不多少增加 250 度。但仍有家长会担忧，角膜塑形镜作为一项新技术，是否不太安全。其实角膜塑形镜在中国的验配已有 20 多年的历史了。如今随着近视人群的增加和近视的低龄化，每年佩戴角膜塑形镜的人群也在不断增加。

角膜塑形镜为什么要试戴？

目前，角膜塑形镜是控制青少年近视度数增长的有效方法之一。很多患者在验配角膜塑形镜的时候，即使各项检查都已经达标，却还要进行大约 1 小时的试戴。既然各项检查都通过了，为什么还需要试戴呢？角膜塑形镜试戴的目的如下。

① 判断该近视患者是否适合佩戴角膜塑形镜。因为每位患者的眼睑松紧度、角膜的形态都是不同的，需要验配医生通过检查、综合评估患者是否适合佩戴角膜塑形镜。

②找出最适合患者佩戴的镜片参数和设计方式。选择合适参数的镜片就像挑选适合自己的衣服一样，在挑选衣服的时候，不同的码数代表了衣服不同的大小和尺寸，需要通过试穿才能选到适合自己的衣服。角膜塑形镜也是一样，需要戴上试戴片，找到自己的镜片"尺码"。根据配适状态，有些患者还需要做特殊的参数调整。

③提高家长和患者对角膜塑形镜的认知。有些家长和患者只是听说过角膜塑形镜，而夜间睡觉时佩戴可能会有异物感，所以有些患者可能心里会有抵触。通过试戴让家长和患者了解角膜塑形镜的操作过程，对角膜塑形镜有一个更全面的认知，便于后期配镜后，能顺利地学习取戴和护理角膜塑形镜的步骤。

角膜塑形镜换框架眼镜后出现头晕怎么办？

有些青少年早期近视防控时一直选择佩戴角膜塑形镜，20岁左右近视度数稳定后，决定验配框架眼镜。但戴框架眼镜总觉得不舒服，视物时物体有轻微变形、眩晕的感觉，"明明在医院试戴时感觉很舒服，也很清楚，但回家佩戴这副眼镜看东西就觉得不舒服"。

医生核验了度数，度数与眼睛相匹配，并且试戴架戴上后没有出现不适。最后，考虑是不是镜框的缘故。之前一直佩戴角膜塑形镜，长期未戴框架眼镜，且在配镜时选择了框架过大的眼镜。加工这类眼镜时，会导致镜片移心量（镜片光学中心和镜架中心的位置改变）较大，且大框眼镜的镜片边缘会比较厚，当戴着这副眼镜看东西时，就很容易因光学效应的改变而产生不适。

当调整了镜架面弯，再次戴上眼镜后，不适反应消失了。所以，配一副合适的框架眼镜，除了准确的验光外，镜框的选择与眼睛的适配度也很重要。

孩子得了流感还能佩戴角膜塑形镜吗？

秋冬季是流感的高发季节，越来越多的家长到医院咨询，如果孩子感染流感病毒或者接种流感疫苗，还能继续佩戴角膜塑形镜吗？

答案是不能！孩子如果感染流感病毒或者感冒发烧，应立即停戴所有的角膜塑形镜，更换为框架眼镜。

感染病毒后，人体免疫能力下降，仍继续佩戴角膜塑形镜会增加病毒感染的风险。病毒可通过眼睛黏膜传播，容易引起病毒性角膜炎或者结膜炎。当孩子因流感而发烧时，孩子的泪液蒸发会增加，泪液状态变差，会降低角膜塑形镜佩戴的舒适性。

在停戴角膜塑形镜前，应将镜片用护理液充分清洗干净，放到干净的镜盒中存放。

短期内停戴角膜塑形镜，可将其存放在镜盒中用护理液浸泡，但是护理液须每天更换。长期停戴角膜塑形镜，建议清洗干净，晾干后放在镜盒中干燥保存；如须重新佩戴，可取出镜片先除蛋白，后放在新的护理液中浸泡6小时以上后再佩戴。

接种流感疫苗后，建议先停戴角膜塑形镜3~5天，如身体没有不适症状，后续可正常佩戴；如出现呕吐、头晕腹泻等症状须到医院就诊，至病情缓解后方可继续佩戴。

你的角膜塑形镜该更换了吗？

控制近视有很多种方式，角膜塑形镜作为其中一种非常有效的方法，得到了广泛的应用。通常来说，一副角膜塑形镜佩戴的寿命为10～18个月。那么换镜片的时候需要做些什么呢？

角膜塑形镜更换镜片有以下几种情况：第一种是最为常见的，即角膜塑形镜佩戴过程中无不适，镜片使用到期更换；第二种则是因为有些镜片划痕较多，出于安全考虑更换；第三种是佩戴到后期出现了视力不良，或者出现近视控制情况较之前更差的情况。

角膜塑形镜更换镜片需要做些什么呢？很多人认为只要用与之前参数一样的镜片来替换原来的老镜片即可，实际并非如此，更换镜片需要考虑的相关问题还是很多的。

① 换片检查。长期佩戴角膜塑形镜，对于安全方面的检查还是不能忽略的，这不仅仅包括复诊时对角膜和结膜的裂隙灯检查，还包括对角膜内皮、眼底的一系列检查。这些检查对医生判断患者佩戴角膜塑形镜的安全性，以及对于近视人群的预防保健都是相当重要的。

② 换片试戴。换片并不是按照原来的参数直接订一副新镜片。在塑形镜长期佩戴的过程中，眼睛的参数会发生变化，同时镜片也可能轻微的变形。有些患者在戴镜一年之后出现了镜片偏位等情况，这些情况下需要重新试戴。医生有时还会建议停戴角膜塑形镜两周至一个月后重新验光试戴，从而确保镜片长期佩戴的稳定性和安全性。

③ 换片调整。对于更换的角膜塑形镜有些参数改变比较大的情况，在取到新镜片时，建议患者停戴旧镜片一至两周，再佩戴新镜，从而确保镜片的稳定性。

角膜塑形镜的换片相对来说比较复杂，需要有足够的耐性去试戴调整，不建议按照原来的参数直接更换。

佩戴角膜塑形镜为什么要定期复查？

许多初次佩戴角膜塑形镜的孩子的家长或者已经佩戴角膜塑形镜多年的孩子的家长都有一个疑问：角膜塑形镜为什么要定期复查？每次复查的检查项目都有什么不同的意义？

其实，配镜只是开始。角膜塑形镜交付之后并不像一般商品一样，回家使用出现问题了再去联系售后。要明确复查是整个矫正控制过程中重要的一个环节。定期复查可对戴镜过程中出现的问题做到早发现、早治疗，及时干预，并且可以通过眼轴的变化判断控制效果及是否需要联合药物控制，以达到最佳控制效果。所以说复查是很重要的。

镜片随着时间推移本身会发生老化，出现蛋白沉淀或者镜片划痕，这些都会影响正确安全的佩戴，定期复查可以做到防患于未然。

复查时，有很多家长会出现类似的担忧：孩子这次视力检查没有上次好，是不是度数增长了？矫正视力只是佩戴角膜塑形镜的一方面，从某种程度上说，佩戴角膜塑形镜与矫正视力并没有最直接的关联。毕竟，佩戴时间不够、镜片偏位，以及本身度数高、角膜平坦等都会影响视力。

地形图检查是佩戴角膜塑形镜过程中很重要的复查项目。最直观的是位置戴得正不正、是否有偏位及塑形的效果怎么样等。眼轴的监测是判断眼睛度数变化的重要依据，定期测眼轴不仅能反应度数变化，还能对佩戴进行干预以达到最佳控制效果。裂隙灯检查是复查流程中的一个重要环节。佩戴角膜塑形镜的安全性是每位家长最关心也是医生最关注的问题之一。裂隙灯能放大眼睛，观察到眼表的细微变化。

佩戴角膜塑形镜稳定后每三个月复查一次。家长要做到带孩子定期到医院复查，发现问题及时处理，使孩子更好、更安全地佩戴角膜塑形镜。

角膜塑形镜容易碎吗？

冬天气温偏低，对于戴硬性隐形眼镜的人们来说，镜片的清洁也就变成了一件格外困难的事情。这时候清洗的力度就很难控制，镜片很容易在清洗的过程中出现以下碎片的情况。

① 踩碎。预防：操作时一定靠紧铺着软毛巾的桌沿，万一镜片掉在地上，记得先不要挪凳子，不要挪脚，其他人也不要靠近，找到镜片在哪里了再动脚也不迟。

② 压碎。预防：拾起镜片时，凹面向上时，手上蘸点护理液轻轻点一下；凸面向上时，那就一定要用吸棒轻轻吸起来，千万不要用手按压！

③ 洗着洗着就碎了。预防：镜片放在掌心，用指腹轻柔、均匀地搓洗。

④ 冲着冲着就碎了。预防：任何时候不要夹捏镜片，要放在中指上托住，拇指和食指起到轻轻固定的作用。拇指、食指松开后，镜片可仍稳稳停留在中指上。

⑤ 甩着甩着就碎了。预防：三指法托住镜片，轻轻沥下水分就可以了。即使掌握不好力度，亦不可甩。

⑥ 从吸棒上拿下来就碎了。预防：用左手拿住吸棒柄，右手拇指指腹对着镜片凹面，食指托住镜片凸面，将镜片从吸棒上平行滑下。切不可夹捏镜片边缘垂直向上拉镜片，以免造成镜片变形或碎裂。

⑦ 放进盒子里就碎了。预防：对着镜片滴护理液，确认镜片滑到盒子底部中央后再盖上盖子。

角膜塑形镜易碎，跟温度有关吗？

寒冷的天气，冰冷的水，僵硬的手，这时候清洗角膜塑形镜的力度就很难控制，镜片很容易在清洗的过程中出现问题。但是护理过程千万不能少，未清洗干净的镜片，不仅镜片上的杂质和沉淀增多，还会导致眼睛感染的概率增加，减少镜片的使用寿命，同时影响下次换镜的准确性。下面给大家提两点建议。

① 到了冬季，气候寒冷，空气干燥，皮脂分泌明显减少，皮肤容易缺水，手部的皮肤也会变得粗糙，可以在清洗镜片时注意先使用温水清洗双手，保持手部的温度，既可以增加双手的灵活性，又可以增加手部皮肤的柔软度。

② 冬季的气温低，这时候镜片的脆性增大，操作过程中镜片容易碎，所以冲洗镜片的水温最好控制在 15～20 ℃，即水滴在手背上不感到冰冷，如果感到烫手，则说明水温可能过高。总之，冬季清洗镜片的水温不宜过高或者过低，否则可能会对塑形镜和眼睛造成伤害。

角膜塑形镜日常护理要点有哪些？

在角膜塑形镜的日常护理过程中，要按照要求进行规范的护理操作。角膜塑形镜价格较昂贵，个性化定制的塑形镜一旦碎裂，重新定制镜片周期较长，在过渡期视力会变差甚至影响学习和生活。

角膜塑形镜有专用的护理产品，使用时请认准，不是所有的护理产品都可以用于角膜塑形镜。建议大家使用医用生理盐水冲洗,因为未经消毒灭菌的水里可能存在各种各样的细菌,会引起眼睛感染,从而导致停戴角膜塑形镜。

日常生活中一些角膜塑形镜护理的小妙招如下。

① 戴镜前先做好准备工作,找一个相对独立干净的空间,远离水池、下水口,避免在冲洗过程中,镜片被直接冲走。

② 用吸棒吸取镜片时,切记不能直接拽拉镜片,吸棒是有吸力的,吸力过大时容易造成镜片的破裂,建议把镜片反扣在指肚上轻轻地向外划动吸棒,慢慢取出。

③ 护理过程中,要用柔软的指肚来揉搓镜片,指甲要勤于修剪,避免划伤镜片。此外,揉搓力道要均匀,不要直接摁碎了。

角膜塑形镜也有保质期吗?

很多家长会问:角膜塑形镜为什么要定期换镜片呢?

首先,经过一年到一年半的佩戴,眼睛参数会有变化,孩子的近视度数可能也会有变化,镜片的降幅有可能不够,导致适配的状态也不如初始状态那么匹配。

其次,长期佩戴的镜片存在老化、划痕、透氧度下降的情况。如果镜片老化、透氧度下降,会增加角膜缺氧及眼部炎症的风险。

最后,随着镜片的老化,镜片的塑形力也是下降的。研究显示,角膜塑形镜佩戴 10 个月以内的控制效果是最好的,如果长时间不换,它对近视的控制效果也会有所下降。

综合考虑镜片材质的使用寿命、镜片日常磨损及小朋友眼睛发育情况的改变等因素,建议定期更换镜片。超期使用镜片不仅会对控制效果产生影响,甚至会对眼睛造成不同程度的损伤。

第八章

框架眼镜如何选

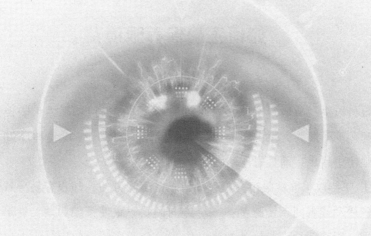

戴眼镜会导致眼睛变形吗？

大家听到的戴眼镜会让眼睛变形的问题，是怎么回事呢？实际上，使眼睛变形的"元凶"并非眼镜，而是近视。随着近视度数的不断增长，人眼球的眼轴（眼球的前后直径）也在变长，眼球看起来就会变凸，当眼轴增长到一定程度，眼球就会出现变形，也就形成了我们肉眼所看到的眼睛变形了，而这与戴眼镜无关！

如何正确保养眼镜？

眼科医生经常遇到家长询问如何佩戴及保存眼镜可以延长眼镜使用寿命的问题。下面为大家讲解一些保养眼镜的小知识，学会这些小知识不仅会使眼镜更耐用，而且对您的眼睛也有好处。

① 坚持双手摘戴眼镜。单手摘戴眼镜虽然方便，却很容易导致一边镜腿螺丝松动或者两条镜腿都往一个方向倾斜，致使镜架脱落、变形。若镜架变形，眼睛无法正对镜片的光学中心，会产生棱镜效应，使人出现视物变形、头晕、目眩、眼睛酸胀等症状。

② 眼镜须定期清洗，建议每2～3天，至少清洗一次。眼镜长时间接触空气，会沾上灰尘、砂粒。如果直接用眼镜布擦拭，灰尘、砂粒会直接在镜片上来回摩擦，刮伤镜片，降低镜片的透光度，从而影响眼镜的清晰度。眼镜正确的清洗方法应该是先用眼镜清洗液洗去镜片上的污渍，再用清水（不要使用热水）冲洗，然后用吸水性强的柔软纸巾轻轻擦拭水渍即可。尽

第八章 框架眼镜如何选

量不要用镜布或衣角直接擦眼镜。镜布其实是用来包裹眼镜的，起到更好地保护眼镜的作用。

③ 高温可导致框架变形，镜片膜层受损。洗澡泡温泉的时候应取下眼镜，镜片遇到热蒸汽、热水等，容易造成膜层脱落、膨胀变形。还应避免将眼镜长时间放置在阳光直射的地方，因为镜架在光照下容易褪色老化。

④ 眼镜摘下后应收至镜盒，避免摔伤刮伤。常规先合起左侧镜腿（以佩戴面为标准），再合起右侧镜腿，否则易导致镜身不平衡、歪斜，致使戴上后不舒适。不要把镜片倒放于坚硬的物体上，不然镜片会出现刮痕。

⑤ 若眼镜上的螺丝松脱、框架变形，请及时到医院由专业眼镜师傅使用专业工具进行调整，不要自己调整，以免弄破镜片，损坏镜架。

眼镜也有"寿命"，你的眼镜多久换一次？

有的人的眼镜镜框变形严重，镜片泛黄明显，但因长时间佩戴适应了旧眼镜反而不适应正常的新眼镜了，所以一直勉强使用。眼镜是损耗品，不能变形了还一直戴着，须定期更换。那眼镜需要多久更换一次呢？一般来说，一副眼镜的使用时间和平时的生活、工作、用眼和眼镜保养程度相关。

18岁以前，眼镜尤其是镜片一般半年换一次最合适。因为青少年时期，远视、散光、近视的度数不断变化，需要根据新的屈光度数佩戴合适的眼镜矫正才行。

18~40岁期间，如果出现眼镜镜片损伤严重、泛黄明显、度数不合适、清晰度下降，镜片表面镀膜层脱落或有裂纹，镜框变形不能恢复，配件断裂，镜框严重掉色（尤其是接触皮肤的位置），镜框硬化出现裂纹等情况，都会影响视觉效果和佩戴舒适度，须及时更换眼镜。

40岁以后，有的人开始出现老花眼，因为老花眼度数每年会有变化，所以眼镜片须一到两年更换一次，具体可以根据病情决定。

眼镜是很多人的生活必需品，爱护眼睛的同时也要爱护眼镜！

框架眼镜也能控制近视度数吗？

有家长听说角膜塑形镜可以控制近视，非常乐意给孩子尝试佩戴，但孩子非常排斥和惧怕。难道孩子的近视防控除了角膜塑形镜就没有其他适合的方法了吗？有！考虑到孩子的心理状态和近视进展情况，佩戴近视防控框架眼镜是较为有效的控制孩子近视的方法。

孩子近视了不能放任不管，选择适合孩子的近视控制方式很重要。近视防控镜片适合以下人群：寄宿学校的低龄孩子，无父母监控取戴和护理镜片的低龄孩子，8周岁以下的孩子，高度散光或近视度数大于600度的高度近视孩子，严重过敏体质的孩子或眼睛特别敏感的孩子。

近视防控镜片和普通镜片的区别：普通镜片矫正的近视眼，中心部位图像成像在视网膜上，但其周边部位成像却在视网膜后方；近视防控镜片矫正的近视眼，中心部位成像在视网膜上，周边部位投射到视网膜前方或之上，有助于抑制眼轴变长，延缓近视发展的速度。

近视防控有多种方法，适合的就是最好的！

儿童眼镜片该如何选择？

父母发现孩子被检查出眼睛近视，并且需要佩戴眼镜的时候，内心总是一万个不愿意的。可是事已至此，近视又不可逆，经过复杂的思想斗争后，需要考虑的第一个问题就是：如何给孩子配一副合适的眼镜？而这其中，镜片的选择又是重中之重，毕竟那么多品牌，那么多系列，看起来眼花缭乱的膜层，以及好几种折射率，到底该怎么给孩子选镜片呢？

父母要知道，相对于成人已经发育完全的眼睛来说，孩子眼睛的屈光系统还未发育成熟。所以，给孩子选镜片时，多功能的镀膜层为儿童专属设计，对孩子的视觉发育是一种保障。千万不要觉得反正孩子调皮，眼镜容易坏，或者觉得孩子眼睛度数不稳定，就给孩子挑选便宜的镜片。

什么是好的镀膜层呢？好的镀膜层具备的优点包括：耐刮划、防水、耐污等性能出众，可以适应不同孩子各式各样的日常生活习惯，方便、易清洁，清晰度好。

折射率该如何选择？镜片的折射率对应着不同的镜片厚度、重量、透光率及阿贝数（阿贝数是用来衡量透明介质的光线色散程度的物理量，由德国物理学家恩斯特·阿贝发明，也称色散系数）。不同的近视情况，就要考虑使用不同折射率的镜片。一些家长了解到1.5和1.6折射率镜片的阿贝数比较高，倾向于给孩子使用这两种镜片。实际上并非如此。虽然这两种镜片的阿贝数较高，但是如果孩子度数也高，超过了600度，那么镜片的边缘就会很厚，重量也会更重，孩子佩戴起来的整体舒适度就会下降，容易造成眼睛疲劳。较厚的边缘也会影响美观，爱美的孩子甚至会出现抵触心理，对眼镜百般厌恶，影响矫正效果。配镜时，家长应该听从专业人士意见，从镜框尺寸、孩子眼睛的近视度数及佩戴舒适度方面进行综合分析，选择合适折射率的镜片，确保佩戴舒适，矫正到位。

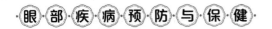

镜片安全性也很重要。相对以前的玻璃镜片，现在的镜片都是树脂镜片，安全性能已经大大提高，普通的冲击基本不会导致镜片破损。但即便如此，每年还是发生很多因镜片破损而划伤眼部或者脸部的案例。所以，如果孩子平时喜好运动，尤其是打篮球、踢足球等对抗性比较强的运动，建议给孩子额外准备一副抗冲击性更好的、更结实的PC材质的镜片，因为PC材质的镜片不仅耐冲击，而且重量更轻。其100%防紫外线的属性，让孩子在户外使用时保护眼睛不受紫外线伤害。

功能性镜片该如何选择？父母给孩子选镜片的时候，除了最基础的矫正视力外，功能性镜片可以在一定程度上安全有效地控制孩子的近视发展速度。目前在市面上也有许许多多专门针对孩子近视防控而研发的功能性镜片，但这类镜片并不是所有孩子都可以随意使用，毕竟不同的孩子，近视的情况不同，近视所带来的眼部问题也不同，所以用到的防控工具也肯定是不同的。因此建议有这方面需求的家长，选择专业的眼科医院，听取专业医生的建议，只有经过详细的检查，取得相关数据后，才能为孩子找到合适的镜片。

如何选择合适的镜框？

青少年配眼镜不同于成人，相比镜片来说，给孩子选择镜框，也有很多注意事项，那么到底该从哪些方面考虑，为孩子选择一款适合他们的镜框呢？

① 镜框大小。孩子的眼睛依然处于发育过程中，选择镜框时不仅要保证他们有良好的视力，同时还要保证他们的视功能，尤其是眼球运动功能不要受限。如果镜框太小，就会造成边缘视线受阻，产生死角，影响视野。可如果镜框太大，又会造成佩戴贴合度不佳，佩戴不稳，容易滑落。而且过大的镜框尺寸还会对镜片的加工移心造成影响。

② 镜腿长度。镜腿挂在耳朵上，一方面保证镜框的稳定性，另一方面分担镜框的整体重量，这就决定了镜腿长度的重要性。如果镜腿过短，就会出现镜框夹在脸上的情况。如果镜腿过长，则会导致镜框佩戴不稳，这两种情况都会对舒适度和眼镜的矫正效果造成影响。选择镜框时，一定要保证镜框佩戴贴合，防止长时间佩戴后产生不适与疼痛。镜腿和镜框的衔接处，最好采用内弹簧铰链，有一定弹性且可以外展，也不易被孩子掰坏。

③ 鼻托位置。孩子的脸型依旧在发育当中，鼻峰还没有真正的挺起来，佩戴普通镜框的时候，可能会因为鼻托外张及承托部位、调节角度不对等问题，镜框不能够佩戴到合适的位置。这不仅会让整个镜框总是下滑，还会导致佩戴舒适度出现问题，甚至造成光学中心总是低于瞳孔的情况出现，严重影响矫正效果。如果鼻梁无法支撑鼻托，就会造成镜片贴在面部，造成镜、眼距离不符合佩戴要求。如果孩子睫毛较长，还会蹭到镜片内表面，造成镜片划伤或油渍污染，影响视物清晰度。所以，孩子在选择镜框的时候，一定要注意鼻托的位置以及佩戴后尤其是增加重量之后，镜框是否会下滑、位移等问题。尽量选择鼻托更合适的镜框给孩子佩戴。

④ 镜框材质。轻巧、舒适、安全，是给孩子选择镜框材质时需要关注的重点，避免选择过重及不够安全的材料。金属镜框肯定不是首选，市面上的TR（一种合成材料）和硅胶等材质，因为舒适性、低致敏性、轻便性及抗冲击性好等特点，比较适合给孩子使用。

⑤ 色彩和款式。色彩和款式就请家长让孩子做决定吧，虽然说眼镜戴到他们的脸上，别人看到眼镜的时间比他们还要多，但这毕竟也是属于孩子自己的一种面部装饰物，他们喜欢才是最重要的。

如果您还是不确定如何为孩子选配一副合适的镜框，那么就请去眼科医院找医生，把专业的事交给专业的人吧！

你的镜片防雾吗？

对戴眼镜者来说，镜片上的水雾是长期困扰他们的一个难题。随着防雾眼镜的发明，这种眼镜雾蒙蒙的问题将会彻底被解决。

针对全球戴眼镜者所展开的调查显示，其中75%的人群（约有12亿人口）对眼镜防雾解决方案有强烈的需求。雾气可以说是戴眼镜者日常生活中碰到的一个司空见惯的问题。戴眼镜者由于镜片起雾，视线受阻，往往会遭遇尴尬又危险的情况。例如，享受美味的火锅时，雾气遮挡住视线而看不清楚眼前的食物；从寒冷的室外到温暖的室内（住宅、商店或餐厅等），抑或从凉爽的空调环境（办公室、商场、电影院或汽车等）中走到燥热的室外时，由于眼镜雾气使视线受阻而踏空跌倒；在厨房烹饪时，打开锅盖后的雾气遮挡住视线而导致手被烫伤。在许多工作环境中，这同样也是个棘手的问题，特别是对强调安全或精度的工作来说。例如，戴口罩的外科医生做手术时，由于镜片起雾看不清而导致手术失误的严重后果。

针对上述种种尴尬危险的情境，目前已出现一种镜片，镜片的两面都涂上了一种吸水能力特别强的材料，当冷凝的水汽聚集在一起时，会形成一层透明的薄膜，故而镜片依然会很清晰。这款突破性的防雾镜片，能够提供持久的无雾清晰视野。为了发挥镜片的防雾效果，戴眼镜者须使用特制的防雾清洁布轻轻擦拭镜面，使防雾剂均匀覆盖整个镜面，这样能够使视野更好地保持无雾效果。

有没有抗疲劳镜片？

很多人长时间使用手机、计算机等电子产品后会出现眼睛干涩、酸胀、视物模糊等不适症状，即"视疲劳"。它产生的重要原因就是长期近距离视物，睫状肌持续收缩形成的调节痉挛。视疲劳还伴随有近距离视物不能持久，眼部疼痛、流泪、头痛、眩晕，出现近视加深、复视、阅读时易串行等症状，影响生活与工作。

当有视疲劳症状的患者验配新的眼镜时，验配人员会推荐患者使用抗疲劳镜片，抗疲劳镜片是指在满足看远度数的情况下，在镜片的看近区降低一定的度数，让患者有一个舒适的看近度数，以达到看远清晰，看近舒适的目的。

需要注意的是，抗疲劳镜片并不适合所有人。老年人要慎用抗疲劳镜片，老花比较严重的人群、双眼屈光度相差比较大的人群，以及高度近视、散光或明显斜视的人群不建议佩戴。抗疲劳镜片更适合眼睛集合过度或调节不足的20～40岁人群，特别是中年人，其眼睛的功能、睫状肌和晶体的弹性都会不同程度地下降，通过视觉训练恢复的难度比较大，抗疲劳镜片能够减轻眼睛的调节负担，提高用眼舒适度。

在选购抗疲劳镜片时，一定要到正规的医疗机构做眼部全面检查，了解眼睛屈光度和视功能状态后，在专业眼科医生的指导下选择。若眼镜和眼睛实际需求有偏差，再昂贵的镜片也不舒适。在平时的工作生活中应该注意避免长时间在移动的车厢内使用手机、计算机等，近距离工作一段时间后应该注意休息，让眼睛休息一下。

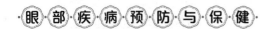

什么是双眼视异常？

需要长时间近距离用眼工作的人，在看近一段时间后，疲劳感严重，眼睛酸胀，但在平时常规体检中，并未发现眼睛有问题。这就是双眼视物出现了问题，即"双眼视异常"。双眼视异常普遍存在于生活中，因其异常程度的不同而对工作及生活造成或多或少的影响，但又因其隐匿而不易被发现，所以我们常常没有考虑去解决这些问题。

可以根据日常症状判断是否出现双眼视异常。其代表性症状主要包括：近距离工作、阅读出现视疲劳，近、远视力模糊，间歇性的复视等。双眼视异常分为很多类型，但症状具有一定的相似性，因此，出现相关症状之后，必须到医院进行相应的检查，根据检查数据进行分析，才能做出正确的判断和处理。

眼镜盒内的镜布到底是用来做什么的？

镜布是用来擦眼镜的吗？这个问题备受戴眼镜患者的关注。但是，眼镜布真的不是用来擦眼镜的。

市面上大部分眼镜布材质不够细腻，重复使用之后，镜布上容易存有灰尘和异物。同时，镜片上面也有很多微小灰尘颗粒，眼镜不洗直接用镜布干擦，就相当于在用小颗粒摩擦镜片，时间一长，镜片自然就布满划痕了。

无论材质多好的镜布，都不建议直接擦眼镜。镜布真正的作用，其实是用来包裹眼镜的，这样能减少镜片和镜盒之间的摩擦。

镜片日常正确的清洗方法（只需要洗洁精或者中性洗涤剂，如果镜片表面没有油渍，清水也是可以的）如下：

① 在镜片上滴少许中性洗涤剂，用手指放在镜片上轻轻旋转；

② 把镜片放在水龙头下，用清水顺势冲洗，水流不要太大；

③ 清洗干净后，用柔软的纸巾朝同一方向把镜片上的水吸干，不要来回摩擦；

④ 最后把眼镜放在通风处晾干或者用柔软的餐巾纸吸干水分，眼镜的清洗工作便完成了。

第九章

干眼症知多少

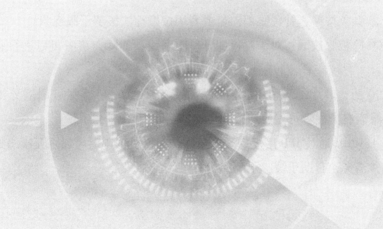

干眼症是一种什么病？

干眼症又名角结膜干燥症，是常见的眼表疾病。由于泪液分泌不足或蒸发过强，导致泪液的容量、质量及泪液动力学异常，引起泪膜稳定性下降和（或）眼表损害，从而导致的一系列眼部不适症状及视功能障碍，这样的一类疾病被称为干眼症。

干眼症的治疗方法如下。

① 热敷熏蒸：轻度干眼症患者可在家用热毛巾或者蒸汽眼罩热敷眼睛或者热气熏蒸眼睛10~15分钟，一天2~3次。热敷或熏蒸时注意时间和温度，避免烫伤。

② 针灸按摩：针灸眼部穴位或者用按摩疗法缓解干眼症状。

③ 睑板腺按摩：对于睑板腺开口阻塞或功能障碍患者可以进行睑板腺按摩。

③ 药物治疗：使用不含防腐剂的人工泪液；口服促进泪液分泌的药物，眼表有炎症者可先使用控制炎症的药物。

④ IPL：通过IPL治疗刺激睑板腺功能恢复，同时可以杀死睑缘处的蠕形螨并消炎，有助于缓解干眼症状。

年纪轻轻为什么会患上干眼症？

现在越来越多的年轻人由于长时间上网、看手机而患上干眼症，年轻人的眼睛健康正在遭受严重威胁。年轻人患上干眼症的原因有以下几种。

① 水液层泪腺泪液分泌不足是导致干眼症的病因之一，先天性无泪腺、泪腺老化后功能降低，或是一些自身免疫疾病造成的泪腺发炎、外伤、感染、自律神经失调，也易造成干眼症患者泪液分泌不足。

② 干眼症的病因与油脂层分泌不足有关，主要是由于干眼症患者的眼睑疾病造成眼睑皮脂腺功能不良。

③ 黏液层功能不足、缺乏维生素A、慢性结膜炎、类天疱疮、化学性灼伤等也会导致干眼症。

④ 干眼症的病因还与泪液过度蒸发、泪膜分布不均匀有关。眼睑疾病造成眼睑闭合不良，眨眼次数减少，长时间在空调房或户外热风等环境下工作都易导致干眼症的出现。

预防干眼症的措施如下。

① 多眨眼。眨眼是一种保护性神经反射动作，泪液层可以使泪水均匀地涂在角膜和结膜表面，以保持其湿润而不干燥。一旦眨眼次数减少，就会直接导致泪水量的减少，而暴露在空气中的泪膜会快速蒸发，失去对眼球的保护力。一般大多数人每秒眨一次眼，每分钟眨眼约60次。

② 注意用眼卫生。要注意用眼卫生，勤洗手，不要习惯性地用手揉搓眼睛，用眼1小时左右休息一会，眺望远处。对眼睑上有油性分泌物、碎屑、脱落物的患者来说，要注意保持眼睑卫生。

③ 控制电子产品使用时间。长期使用计算机工作的人群特别是年轻人，应该注意及时治疗干眼症，减少使用计算机的时间，避免连续长时间使用计算机。

生活中一定要做好相应的预防，只有预防好了，患上干眼症的概率才会降低。当干眼症出现的时候患者可遵循眼科医生的建议在医院做治疗以缓解不适症状。

干眼症患者为什么会一直流泪？

经常有人觉得眼睛又干又涩，有时又突然感觉眼睛刺痛，眼泪直流，诊断后被医生告知是得了干眼症。干眼症为什么会一直流眼泪呢？

当外界风沙、烟尘等异物进入眼睛时，完整健康的泪膜可以挡住这些刺激，减少角膜的损伤。但干眼症患者的泪液不足或泪液质量差，泪液不足以均匀覆盖在角膜表面，局部的角膜就会直接暴露于空气中，眼睛就会反射性流泪，这种大量的不含脂质层和黏蛋白层的泪液会进一步恶化泪液质量，刺激角膜，导致干眼症患者不断流泪。

什么是视频终端综合征？

随着科学技术的不断发展，视频显示终端更加广泛地应用于人们的工作、学习和生活中。频繁、长时间地使用计算机、手机等视频终端，进而影响眼睛和身心健康的一组疾病，称为计算机视觉综合征，也称为视频终端综合征。

视频终端综合征的症状较常见的有视疲劳和干眼，另外包括眼部红肿、发痒、异物感、视物模糊、复视、立体视功能下降、眼球胀痛及视物不能持久等。全身及精神症状包括头晕、头痛、食欲减退、睡眠质量差、记忆力减退等，有的还会出现颈、肩、腕、背部酸痛。

视频终端综合征常见的预防方法如下。

① 环境。室内的照明要适度，屏幕上的亮度和背景的明暗反差不宜过大，画面的亮度、对比度要柔和、适宜。计算机位置与窗户呈直角，不要面向窗户或背向窗户，避免阳光直射荧光屏。注意补充局部照明。

② 用眼习惯。使用计算机时，最好保持30厘米以上的距离，调整计算机桌椅的高度和靠背椅角度，使荧光屏设置在视线之下，以20°俯视角为宜。使用笔记本、平板电脑时间不宜过长，每1小时应休息10~15分钟，闭目、远视或站起来走一走，远眺5米以外的景物。养成经常眨眼的习惯。采用正确坐姿，头、颈、背、臂、腕、手及脚应自然舒适，做到坐姿规范舒适。

③ 眼病的诊治。有屈光不正、斜视者要至正规医院检查并治疗，矫正屈光不正及斜视。若已配眼镜但眼镜度数不合适者要重新验光配镜。出现视疲劳等症状时，应注意让眼睛休息，可适当热敷眼睛。

④ 药物的干预。为缓解眼睛的不适症状，可以适量使用缓解眼疲劳及干眼的药物，有其他不适症状，及时到医院对症治疗。

什么是睑板腺？为什么睑板腺会萎缩？

眼睛的上眼皮有30~40条睑板腺，下眼皮有20~30条睑板腺，它们形如蚯蚓，呈齿梳状排列，腺体开口于睫毛根部。正常生理状态下，它们会分泌淡黄色液态油脂，构成泪膜最外层，包裹在眼球表面，防止泪液过度蒸发。这些位于睫毛根部的睑板腺主要功能是产生"润滑油"，覆盖眼球。在我们眨眼睛的时候，眼皮和眼珠势必产生摩擦，而眼睛是全身所有器官中神经分布最密集的。俗话说"眼里容不下半粒沙子"，如果没有这层"润滑油"，那每一次眨眼都是一段痛苦的体验。这层"润滑油"的另一作用是维持眼球表面泪液的稳定，阻止泪液过快蒸发。当眼睛缺少了那层黄色的"润滑油"后，睁眼时眼球表面很快就变得干燥了，此时就会出现干眼的症状，包括热热的、辣辣的、涩涩的、刺刺的、黏黏的等感觉。

引发睑板腺萎缩病变的原因有很多，通常是由于缺乏对睑板腺的护理。内部因素主要有眼部、全身及药物因素。

① 眼部因素：前部睑缘炎、佩戴角膜接触镜、蠕形螨感染及干眼症等眼表长期慢性炎性反应。

② 全身因素：雄激素缺乏、女性绝经、年龄、干燥综合征、胆固醇水平高、牛皮癣、过敏性疾病、Steven-Johnson 综合征、红斑狼疮等。

③ 药物相关因素：抗雄激素药物、用于治疗高血压的药物、绝经后激素治疗（如雌激素和孕激素的替代治疗）药物、抗组胺药物、抗抑郁药物及维 A 酸药物的长期应用等。

外部因素主要包括环境和饮食因素。

① 环境因素：如长时间注视计算机、手机屏幕。

② 饮食因素：高油、高糖饮食等。

睑板腺萎缩后如何护理？

睑板腺萎缩导致其开口阻塞，影响睑脂排出，引起眼干、眼涩、畏光、刺痛，所以到医院就诊并接受睑板腺护理对许多患者来说是十分重要的。专业的医务人员可帮助患者恢复睑板腺的畅通，这样干眼引起的不适症状就能得到显著缓解。

具体步骤包括：首先，眼部熏蒸。利用超声波振动将药物雾化成微细分子，药物分子直接、连续、全面地作用于患者的眼部，增加舒适感，降低不适和疼痛。其次，睑脂恢复流动性。利用多功能电子低频治疗仪进行物理理疗，使病理性睑脂重新具有流动性。再次，睑板腺疏通。利用机械力方法来排除睑板腺内的病理性睑脂，疏通睑板腺管。最后，清洁睑缘，用温和的清洁液擦洗睑缘。全套睑板腺理疗结束后，4小时内不要揉眼睛，记得每日早、晚热敷眼部，间隔一周再次治疗。

在如今快节奏的生活中，许多患者很难坚持日常热敷、按摩、清洁，更长效的治疗方法是许多患者所需要的。

IPL是一种脉冲式、高强度的宽谱光，是已经有20年使用历史的成熟技术。医生对治疗区域皮肤进行照射后，IPL能封闭眼睑周围的异常毛细血管，活化睑板腺腺体功能，减轻睑板腺炎症，同时有杀菌和除蠕形螨的作用。联合睑板腺挤压，一个疗程（3～4次）的治疗效果可维持6～12个月。

目前，IPL在美国已经作为一项可选择的睑板腺功能障碍治疗方法。值得一提的是，IPL治疗过程仅需10分钟，同时可以改善患者面部的肤质，起到美白、祛斑、细致毛孔的作用。

第十章

中医护眼有妙招

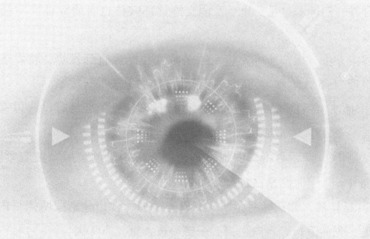

中医眼科对日常护眼缓解疲劳有哪些建议？

从学生时代我们便跟着广播做眼保健操，眼保健操对调节视力、缓解视疲劳是否有用呢？大量研究表明，眼保健操对于缓解视疲劳是有效的，而且假性近视通过缓解眼疲劳及联合其他治疗手段，运用得当能减缓近视的发展。

有效的前提是按对相应的穴位。目前睛明、攒竹、鱼腰、太阳、四白、承泣、风池、丝竹空、瞳子髎等眼眶周围的穴位是较为公认的眼部按摩穴位。风池穴位于后脑勺胸锁乳突肌与斜方肌上端之间的凹陷处。另外，百会、合谷、四神聪、足三里、三阴交等远部穴位也有研究证实对缓解视疲劳有效。

揉按方法：揉按前可先将两手手掌互相摩擦直到发热，将发热的掌心热敷眼球3~5次。接着可以仿照眼保健操的手法进行按摩。

① 揉法。用食指或拇指的螺纹面按揉穴位处，轻轻揉动，以有酸胀感为度，一个穴位大概200次。

② 刮法。两手食指弯曲成弓形，用靠近手掌的第一个关节紧贴眼眶，由内向外，上下眼眶来回进行20~30次。

③ 挤按法。此法针对睛明穴，以一手拇、食指分别按两侧目内眦上方凹陷处，先向下按，再向上挤，一挤一按，重复200次。

中医眼科医生提示：在操作中，拇指力度可由轻到重，渐变增加刺激的力度。当按对穴位时，穴位局部便会有酸、麻、胀等感觉。眼睛感到疲劳时，就休息5分钟试试揉按穴位吧。

第十章　中医护眼有妙招

中医耳穴压豆可以防控近视吗？

《中医药防控儿童青少年近视指南》中指出，针灸、耳穴压豆、眼保健操等中医疗法在近视防控中发挥着重要作用，通过耳穴压豆可以治疗眼疾、调整气血、疏通经络，使血荣窍利、耳聪目明。

适合人群：远视储备量不足的儿童；弱视幼儿；患有假性近视或低度近视（200度以内）的青少年；各年龄段视疲劳患者，如长期使用计算机、手机办公的人群。

禁忌证：严重器质性心脏病、重度贫血等患者不宜采用；患有耳朵湿疹、溃疡、冻疮破溃，外耳有炎症或病变者不宜采用；精神过度紧张者，女性妊娠期、有习惯性流产史等人群不宜使用。

中医眼科针刺可以治疗哪些疾病？

眼与五脏六腑关系密切，脏腑之精气上注于目而明，脏气若乱，目患即生。故在辨证论治、内服中药的同时，几乎所有的眼科疾病都可配合不同的穴位进行针刺治疗。

针刺可以疏通经络、调和阴阳、扶正祛邪，从而达到治疗眼病和眼部保健的目的。

常用的眼周穴位有睛明、攒竹、丝竹空、瞳子髎、阳白、四白、承泣、眉冲、角孙、头临泣、目窗等；配合经外奇穴如四神聪、印堂、上明、太阳、球后、翳明、耳尖、四缝、鱼腰等以及四肢、躯干、头部的远端穴位，如尺泽、太渊、合谷、曲池、头维、神门、后溪、足三里、三阴交、风池、行间、大椎、太冲等，结合其身体疾病状况辨证选穴进行治疗。

对于干眼症，常采用人工泪液滴眼。但立竿见影的方法是用针灸，通常选用睛明、攒竹、四白、承泣、太阳、丝竹空、阳白等眼周穴位，采取平补平泻手法，每日1次，每次留针30~40分钟，10日为一个疗程，再配合中药雾化熏蒸。

对于麦粒肿，在其发病初期，除了使用抗菌滴眼液外，还可以口服疏散风热、消肿散结的中药，如银翘散。另外，在中医眼科临床实践案例中，采用耳尖或合谷、太阳穴三棱针点刺放血，可以获得较好的效果。因为放血疗法有较好的泄热、止痛、消肿效果，症状轻的患者很快便痊愈了。

中医如何预防眼疾？

从中医的角度来看，眼病的预防应从戒除不良嗜好、提高正气和防止病邪侵害等方面入手。

自然界的四季寒暑变化与人体健康密切相关，眼睛暴露在外面，更容易受外邪侵袭，造成眼睑眨动，眼珠偏斜或细菌、病毒感染等。所以需要顺应四季变化，适时增减衣物，避免在有病毒流行时接触患者，造成眼部感染。

坚持每周眼周穴位拨筋按摩等中医疗法。通过对筋络和穴位的刺激，疏通经络气血，缓解肌肉紧张，调理脏腑，缓解视疲劳，改善视力。拨筋按摩使用专门的拨筋按摩工具，如牛角棒等，沿着经络的走向和穴位进行轻柔而有力的拨动。拨筋按摩由专业的中医理疗师或经过培训的人员操作，以确保按摩的效果和安全性。

暴饮暴食或者偏食等都会导致脾胃受损，气血运化被破坏，从而导致眼睛营养供给不足而引发疾病。起居有常就是生活、工作要有规律，做到劳逸结合，生活丰富多样，避免过度用眼而引发眼病。

合理的锻炼项目与方式，如五禽戏、太极拳等能够增强自身免疫力，通过调节呼吸，刚柔相济，缓解压力，保持平静和专注，使正气存内，有效减少或预防眼部疾病的发生。

刮痧具有疏风散热、祛邪活血等作用，各类风邪袭表的眼科病症均可使用刮痧辅助治疗。刮痧部位为眼周、额头、颈背部脊柱两侧、肘内、腕内、腘窝等部位。通常以边缘光滑的牛角板反复刮刮痧部位，以局部皮肤出现紫红或紫色斑点为止。年老体弱或局部皮肤患有湿疹、溃疡等皮肤疾病时不宜使用此法。

第十一章

近视手术

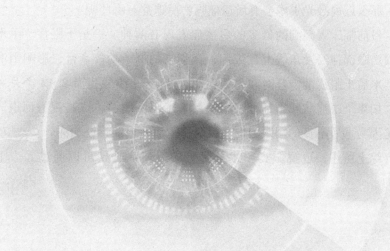

近视激光手术是否安全？有无后遗症？

现在近视的人越来越多了，戴上厚重的眼镜之后会给生活、工作带来很多不便，尤其是喜欢运动的朋友们，经常会被自己的眼镜"误伤"。再者，若是同时戴口罩和眼镜，口罩就是眼镜上的"加湿器"。

近视激光手术虽然可以有效解决上述问题，但很多不了解近视激光手术的朋友们经常会问：近视激光手术靠谱吗？做了近视激光手术后，近视还会不会再反弹？有没有后遗症？这些疑问，让很多打算做近视激光手术的朋友们望而却步，迟迟下定不了决心。

那么近视激光手术会有后遗症吗？后遗症有哪些呢？

目前临床观察到的最多的后遗症表现有两种。一是干眼症。手术可能会损伤眼部神经及角膜上皮细胞，让眼睛的调节功能紊乱，影响泪液的分泌。术后干眼症的恢复时间大约在30～40天，少数患者2～3个月才会痊愈。如果干眼症状较重，可以滴一点人工泪液缓解。二是视力回退。这基本是因为术后不良的用眼习惯，眼负担重而造成的近视加深。

综上所述，近视激光手术最常见的后遗症都是可以通过人为干预解决的。

近视激光手术术后有哪些注意事项?

寒暑假是近视激光手术的高峰期,许多近视人士和在校大学生希望利用假期做近视手术,摘掉厚厚的眼镜,那么术后应该如何保护眼睛,以及如何防止术后感染呢?

① 手术刚结束后注意休息10分钟,如无明显不适,经过检查就可以回家了,术后当天要多闭眼休息。

② 术后可能很快会感觉到眼部畏光、流泪,眼内好像有沙子,这些都是术后的正常反应,反应程度有轻有重,只要多休息,减少眨眼次数,一般情况下,6~7小时或更短时间,这些症状都会慢慢减轻或消失。

③ 手术当天回家不需要滴眼药水。手术第二天起床后,双眼各滴一次眼药水,然后至医院复查。由于刚做完手术,眼睛会有些畏光,在出门前最好戴上偏光太阳镜保护眼睛。术后使用的眼药水,每种每只眼睛各滴一次,每天4次,一周后到医院复查,医生会根据检查结果更改眼药水的用法及用量。

④ 术后两周内注意不可以用不洁物擦拭眼部,不可用手揉眼;术后白天出门或到光线较强的地方最好戴上墨镜或偏光太阳镜,墨镜可阻挡风沙及紫外线对眼睛的伤害,一般戴镜一个月左右,或适当延长佩戴时间;术后一个月内避免脏水、溶液、洗发水等进入眼睛,半年之内不宜游泳;术后一个月内尽量少看电视、手机、计算机、书报等,三个月内注意用眼时间,避免视疲劳,多进行看远的活动更有益于视力的恢复;术后注意避免眼部受外伤及碰撞,三个月内不要进行重体力的劳动,不可参加拳击、足球、篮球、羽毛球等有可能对眼睛产生危险的活动;术后一个月饮食尽量清淡,不接触烟酒,保持充足睡眠;术后一天、一周、一个月、三个月、半年、一年分别进行一次复查,如眼药水用完,及时至医院开取。

近视激光手术会痛吗？

许多眼睛近视的朋友为了生活工作方便，有通过近视激光手术摘镜的愿望，但又比较在意"手术会不会痛"。

近视激光手术可大致分为板层类和表层类。全飞秒和半飞秒手术属于板层类，手术做完，创口是包裹在内的，术后没有明显的不适，可能做完手术3~5小时内眼睛会有一点不适，手术后尽量闭眼好好休息，睡一觉，醒来基本就没有什么感觉了。

表层类手术因为要去掉角膜上皮，所以术后的不适感会比较明显，尤其是术后的2~3天。而术后不适感的反应有个体差异，如果本身属于过敏体质，反应会更明显，所以表层手术前医生都会为患者用药，将患者术后的反应控制在可承受或正常的范围内。

近视激光手术本身是一种选择性手术，是否选择手术要看个人需求。除征兵入伍、公务员考试、公安体检等对视力有硬性要求外，随着国民生活水平的普遍提高，人们也追求更好的生活质量，有些酷爱运动的人士觉得戴眼镜不方便，有些爱美人士认为戴眼镜降低了颜值，还有些人苦恼于总是在睡觉时压坏眼镜，基于这些强烈的需求，他们希望通过近视激光手术消除此类烦恼。

但任何事物都有得有失，了解了它的"失"，才能更坦然去做选择。近视手术在国内的发展历史已有20多年，手术的技术相对成熟，但手术能否顺利完成并达到患者预期目标，需要到权威的眼病专科医院做检查，找经验丰富的医生进行评估。